Гб⁷⁷₈

Т. 2322. pé
В. 2.

TABLEAU

DES VARIÉTÉS

DE LA VIE HUMAINE.

Si inventa fuerit ciborum menfura & laborum ad unam quamque naturam, ità ut exceffus neque fuprà neque infrà modum fiat, inventa erit exacta hominibus fanitas.

HIPPO. de Diætâ. Lib. 1.

Utinam liberorum noftrorum mores ipfi non perderemus!
Infantiam ftatim deliciis folvimus, mollis illa educatio, quam
indulgentiam vocamus, nervos omnes mentis & corporis
frangit. Fit ex his confuetudo, deindè natura.

QUINTIL. Inftitut. ORAT. Lib. 4. Cap. 2.

TABLEAU

DES VARIÉTÉS

DE LA VIE HUMAINE,

Avec les Avantages & les Désavantages de chaque Constitution ; & des Avis très - importans aux Peres & aux Meres sur la Santé de leurs Enfans, de l'un & de l'autre Sexe, sur - tout à l'âge de Puberté ;

OU

L'on fait voir, qu'à cette époque, la plupart des Maladies ne doivent pas être considérées comme telles, mais bien comme des efforts salutaires de la Nature, pour le Développement des Organes ; & que les Maladies graves doivent être traitées avec plus de ménagement & de circonspection, qu'à tout autre âge.

PAR M. G. DAIGNAN,

Docteur en Médecine de l'Université de Montpellier, Médecin Ordinaire du Roi, Consultant des Camps, des Armées & des Hôpitaux de Sa Majesté ; ci - devant Premier Médecin des Armées de Bretagne & de Geneve.

SECONDE PARTIE.

A PARIS,

Chez l'Auteur, rue Bergere, n°. 17.

M. DCC. LXXXVI.

AU ROI.

SIRE,

LA plus grande satisfaction de l'homme est de se voir renaître ; c'est le vœu de la nature. Mais cette satisfaction, SIRE, se change en amertume, lorsqu'au lieu d'enfans sains & robustes, qui font la force

*

des États & le bonheur des familles, on ne *voit* naître que de tristes & chétifs avortons, des êtres délicats, foibles & languissans, qui deviennent à charge aux uns & aux autres. Telle est par-tout, SIRE, la plus grande partie de la population, & on ne peut pas se dissimuler que ce ne soit l'effet des soins mal entendus de la santé & des vices de l'éducation physique de la jeunesse, sur-tout à l'âge de puberté. Les preuves que j'en ai recueillies ne sont que trop multi-pliées & trop sensibles ; & les moyens que j'indique pour y remédier, quel-qu'efficaces & quelque simples qu'ils soient, ne peuvent avoir de succès que sous votre autorité & par votre puissante Protection. Oui, SIRE, ce n'est qu'à un grand Roi, & à un Roi bienfaisant, qu'il appartient de régénérer la Nation, en détruisant d'anciens & de funestes préjugés qui l'affoiblissent & la dégradent. C'est l'objet, SIRE, le plus digne de la sollicitude de VOTRE MAJESTÉ, & il n'en est point dont Elle puisse attendre Elle-même une plus douce satisfaction. Celle de votre Peuple, SIRE, est de voir avec autant d'admiration que de vénération, dans l'auguste personne de VOTRE MAJESTÉ, moins un Maître digne de sa grandeur & de sa puissance, qu'un Pere tendre & affectionné qui ne s'occupe que de son bonheur. C'est à ce titre, SIRE, que j'ose vous supplier d'agréer l'hommage de ce foible Essai. L'importance du sujet le rend digne de paroître sous vos auspices, puisqu'il n'a pour but que de former dans tous les ordres de la société, des hommes dignes du cœur & des vues de VOTRE MAJESTÉ.

Je suis avec le plus profond respect,

SIRE,

DE VOTRE MAJESTÉ,

Le très-humble, le très-obéissant, très-soumis et très-fidéle sujet,

DAIGNAN.

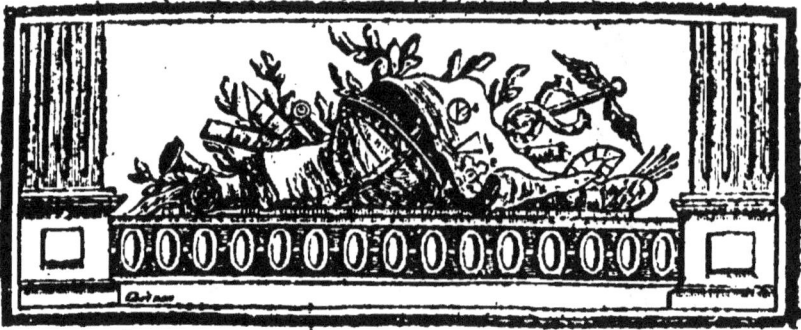

TABLEAU
DES VARIÉTÉS
DE LA VIE HUMAINE.

AVIS très-importans aux Peres & aux Meres, ſur la Santé de leurs Enfans, de l'un & de l'autre Sexe, ſur - tout à l'âge de Puberté.

DE LA NÉCESSITÉ
DE CES AVIS.

DONNER la vie à des enfans eſt un petit mérite, c'eſt un bienfait qu'on doit tout entier à la nature. La leur conſerver pour les rendre heureux, c'eſt un devoir indiſpenſable

A

qui tient au sentiment, & ce sentiment est encore un don de la nature ; mais ce sentiment, s'il n'est éclairé, ne sauroit mener bien loin. Quelles sont donc les lumieres qu'il faut acquérir ? Où faut-il les puiser ? Voilà le point de la difficulté.

Ce ne sont point les précautions recherchées ; ce ne sont point les plans concertés ; ce n'est point l'imitation servile des grands exemples ; ce ne sont point les soins passagers du moment, ou circonscrits dans une époque limitée, qui peuvent assurer aux peres & aux meres le succès de leur vigilance, pour donner à leurs enfans une bonne constitution, une santé ferme & durable. Ce sont des soins assidus, une sollicitude continuelle, une prévoyance qui doit s'étendre à tous les besoins du corps & de l'esprit, & qui sache se plier à toutes les circonstances de ces besoins. Les convenances ne doivent point avoir lieu ici : la nature est la même par-tout ; par-tout elle est simple ; elle se plaît à la simplicité en tout & par-tout, & sur-tout dans l'éducation des enfans. Il en est de ces petits êtres, comme des plantes ; elles ne réussissent pas toutes également dans le même fol ; elles n'aiment pas toutes la même expofition ; elles n'exigent pas toutes la même culture. Il faut confulter leur naturel , & favoir quelles font les influences qui peuvent leur être falutaires ou nuifibles , pour les préferver des unes , & les mettre à portée de profiter des autres. Des raifonnemens vagues fur cet objet ne pourroient peut-être qu'égarer. Entrons dans le détail des moyens & des maximes que nous croyons les plus propres , pour affurer la marche qu'on doit tenir dans une route auffi difficile.

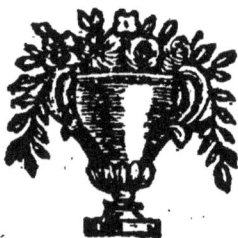

DÉTAIL
DE CES AVIS.

Ier.

LE premier avis que j'ai à donner aux
peres & aux meres, c'est d'examiner s'ils ont
les qualités requises, pour veiller avec fruit à
l'éducation de leurs enfans. Je sais bien que du
du côté du cœur & de la volonté, je ne trouverai
personne en défaut. La nature a mis dans le cœur
de tous les animaux, pour leur progéniture, un
germe de tendresse qui ne peut être étouffé que
dans des monstres. L'homme ne souffre aucune
comparaison à cet égard : mais comment les
peres & meres sauroient-ils ce dont on ne leur a
mais parlé, & à quoi il n'ont jamais pensé ?
On est dans l'usage de marier les jeunes gens
dans un âge si tendre, & avec si peu de
précaution, qu'ils ne peuvent pas être en état de
cultiver les premiers fruits de leur hymen,
puisqu'ils savent à peine se conduire eux-

mêmes. On donne aux jeunes gens des maîtres de toute espece ; on leur donne des tuteurs, des curateurs, des gouverneurs ; on leur donne un conseil, des économes, des intendans, &c. pour les affaires d'intérêt, de leur état, du rang, de la dignité, de la fortune ; & pour la grande affaire de leur bonheur, & de celui de la société, on les abandonne à eux-mêmes, sans conseil, sans instruction, & sans aucune expérience. On dit bien au jeune homme le train de maison qu'il doit avoir ; on dit à la jeune femme la maniere dont elle doit représenter & le ton qu'elle doit avoir, mais on ne leur dit pas un mot des devoirs des peres & des meres. On s'en donne bien de garde. *L'amour vous unit, Dieu vous bénit. Crescite & multiplicamini.* Voilà toute la provision de morale du ménage. Un aveugle peut-il en bien conduire un autre ?

I I.

C'est donc aux jeunes époux à voir ce qu'ils peuvent par eux-mêmes ; à calculer au juste leurs facultés physiques & morales ; à se rap-

peller ce qu'ils ont éprouvé de contraire &
nuisible aux unes & aux autres. Le mariage, en
les affranchissant de la paternité, leur impose
tous les devoirs qu'on a dû remplir à leur
égard. Du moment de leur union, ils deviennent les chefs d'une société particuliere
qu'ils doivent diriger. Les voilà seuls & isolés,
maîtres absolus de leurs volontés & de leurs
actions ; les voilà embarqués dans la grande
arche de la société. C'est à eux à voir s'ils
sont en état de manier la rame, & de suivre
les mouvemens de la boussole, qui doit les
guider au milieu des tempêtes qui régnent
toujours sur la mer orageuse du monde. Tout
est écueil dans la vie. Le corps est sujet à
mille maux, l'esprit à l'erreur, le cœur à la
foiblesse, la raison aux illusions, la tendresse
à l'aveuglement, la volonté à l'incertitude,
les desirs aux excès. C'est contre tous ces
maux que les jeunes époux ont à se mettre en
garde, s'ils veulent partager les douceurs de
la vie avec ceux à qui ils doivent la donner.

I I I.

Leur principal soin doit être de scruter

leurs penchans, leurs inclinations ; de fe méfier de leur tendreffe ; d'écarter les préjugés ;
de renoncer aux maximes générales & de
mefurer leurs forces, pour écouter & fuivre
la prudence & la raifon, en imitant la conduite des gens fages, inftruits par l'expérience,
fur laquelle ils doivent avoir toujours les
yeux fixés. Un cœur neuf & fenfible eft rarement un bon guide.

I V.

Peres & meres, vous avez beau être
diftraits par la diffipation ; vous avez beau
vous étourdir, dans l'ivreffe du plaifir ;
vous avez beau vous prêter à la féduction
de la flaterie, vous vous appercevrez bientôt
du côté foible. Malgré vos feux, vos tranf-
ports mêmes doivent vous dicter quelle eft
la mefure de vos forces. Vous devez fentir
ce qui vous manque, & ce que vous avez de
trop, & vous ne pouvez pas vous diffimuler
quelles font les principales caufes de cet
excès de part ou d'autre. On n'ignore pas
entiérement la fource du mal qu'on fent toujours ; &, malgré vous, vous avez quelques

regrets fur celles de ces caufes que vous avez
à vous reprocher , comme vous avez de la
rancune fur celles que vous avez à reprocher
aux autres. Profitez donc du moment du calme
pour vous faire une regle de conduite , qui
vous mette en état de réparer ce mal , autant qu'il eft en vous , pour votre propre fatisfaction & pour le bonheur des autres. Les
excès ne peuvent être fuivis que d'amertume.
La nature ne les commande jamais , & elle
ne les fouffre qu'avec peine & avec dommage.

V.

Perfonne n'ignore que les enfans héritent
fouvent des foibleffes , des maux , des défauts & des vices , comme des bonnes qualités & des vertus de leurs parens. Les peres
& les meres doivent donc craindre de voir
renaître dans leur poftérité , ce qui les tourmente , ce qui les afflige , ce qui les humilie , ce qui diminue enfin la fomme de leurs
jouiffances & de leur fatisfaction. Cette leçon
feule devroit leur fuffire pour leur faire prendre
d'avance les mefures les plus juftes, afin de prévenir ou de corriger dans leurs enfans ce qu'ils

ont eux - mêmes de défectueux. Cela leur eſt d'autant plus facile, que, quoi qu'on en diſe, l'amour - propre médite ſouvent ſur ce qu'on auroit dû faire pour les rendre plus parfaits, & que les regrets de n'être pas comme ils voudroient être, leur ſuggerent toujours le deſir, & ſouvent la réflexion, qui conduit aux moyens de polir la nature, lorſqu'on ne peut pas la redreſſer. Faire pour leurs enfans ce qu'ils voudroient qu'on eût fait pour eux, voilà leur regle.

V I.

Les premiers ſoins ſont fort aſſujettiſſans, mais peu étendus. Ils doivent être tous uniquement dirigés au phyſique ; & les beſoins de celui - ci, toujours preſſans, ſont d'abord peu variés. Ils doivent ſe borner à la propreté, à la nourriture & à de petits ſoins qui regardent ſpécialement la mere. En nourriſſant dans ſon ſein le fruit de ſa tendreſſe & en lui donnant le jour, elle n'a rempli qu'à demi le vœu de la nature. L'enfant eſt une bluette qu'il faut continuellement alimenter, animer par un ſoufle léger, ſoutenir & fomenter par des mouvemens doux & mefurés ; le moindre excès l'enleve & la diffipe dans l'inftant. Ce n'eft qu'à la tendreffe d'une mere qu'il appartient de trouver la jufte mefure de ces foins : en les confiant à des mains étrangeres, elle s'en acquitte mal ; & , lorfqu'elle y eft forcée, elle doit au moins les éclairer par fa vigilance & par fa préfence, rien ne peut l'en difpenfer. Eft — ce ainfi qu'on fe comporte, je le demande ? Au lieu de répéter ce que tant d'autres ont dit à ce fujet, il me fuffit de faire remarquer ce qui eft aujourd'hui d'un ufage prefque général. Le petit chien d'une jolie femme, quelque incommode & quelque défagréable qu'il foit, ne quitte pas fon appartement , & ne fe trouve bien que fur fes genoux & dans fon lit ; elle le promene & le porte fous fon bras. L'enfant eft renvoyé au loin, ou dans un coin de la maifon. On le porte un moment à la toilette de la mere ; s'il eft gentil, on lui fait une petite careffe ; s'il pleure, c'eft un mauffade qu'on renvoie fur le champ. Plus grand, on lui préfente la main à baifer, en lui donnant une petite leçon de politeffe d'un ton fec & févere, & on le congédie en le recommandant à la bonne. Tout fruit séparé de l'arbre, avant le tems de la maturité, est perdu.

V I I.

C'est à mesure que l'enfant grandit, que ses besoins se multiplient. Il n'est d'abord qu'un vase fragile, une petite machine foible & délicate, qu'il faut mouvoir avec précaution & avec adresse. Bientôt c'est l'être du monde le plus merveilleusement composé, qu'il faut prémunir contre tout ce qui l'environne, dont il faut diriger tous les mouvemens, fortifier toutes les parties, façonner tous les membres, développer toutes les facultés, former tous les organes, & soutenir toutes les fonctions. Elles peuvent s'altérer de mille façons différentes, dont chacune peut avoir des suites qui ravissent dans un clin-d'œil tout le fruit de l'espoir à venir & des peines passées.

V I I I.

Ces soins, déja fort étendus, quoique bornés au physique, qui en exigera successive-

ment d'autres, vont se multiplier bientôt au
centuple, par ceux que demande en particulier, & d'un genre bien différent, le principe
divin qui anime ce petit être. Peres & meres,
c'est ici le moment où vous devez redoubler
d'efforts & d'attention. Ce n'est plus une simple organisation que vous avez à perfectionner, ce n'est plus de la cire que vous avez à
manier, ce n'est plus une plante que vous
avez à arrofer & à veiller, pour la mettre à
l'abri des intempéries & des injures du tems.
Votre enfant est l'abrégé de vous — mêmes.
Vous examinez s'il a quelqu'un de vos traits.
Confidérez bien attentivement quels font vos
penchans & vos inclinations ; fon ame est
comme la vôtre , & peut — être a — t — elle
déja quelqu'une de vos affections. Si vous
êtes vertueux, bons & humains, defirez qu'il
vous reffemble. Si vous ne l'êtes pas, faites
en forte qu'il le devienne. C'est un devoir qui
vous regarde. L'être fuprême vous l'impofe,
la nature l'exige, la fociété le demande ; votre
cœur doit vous y porter , s'il n'est pas
pervers.

I X.

C'eſt lorſque votre enfant penſe, c'eſt lorſqu'il ſent, c'eſt lorſqu'il annonce du diſcernement, de la volonté & des deſirs, qu'il commence à juger ; c'eſt alors que vous devez, non pas former un plan d'éducation, ni chercher des maîtres, mais le ſuivre pas-à-pas, pour former vous-mêmes ſon jugement & ſa raiſon. Ne craignez pas la peine, il ne peut y en avoir que pour ceux qui prennent la raiſon au rebours. Montrez − lui le grand livre de la nature, fixez − y un objet, il vous imitera ; peut−être le verra−t−il mieux que vous. Que faites-vous lorſque cet enfant commence à bégayer ? Vous lui répétez cent fois par jour : *Papa, mama.* Eh bien ! répétez − lui de même telle choſe que vous voudrez ; mais ayez attention de la lui préſenter, comme vous lui préſentez votre joue & votre main. Prenez-le entre vos bras, & montrez−lui, en le preſſant avec tendreſſe & en ſouriant, la couleur, la conſiſtance, la peſanteur, la forme & la grandeur de la choſe que vous lui préſentez. Vous ſerez tout émerveillé de voir que , sans y songer, vous faites un géometre , un physicien , un grammairien.

X.

Ayez attention de ne lui montrer d'abord que les choses les plus simples & les plus sensibles, & successivement de moins simples ; & continuez ainsi, en parcourant graduellement tous les objets jusqu'aux choses les plus composées , sans le presser , sans le contraindre , sans le tourmenter , sans le punir , & sur – tout sans l'humilier , vous le dégoûteriez & il se rebuteroit.

X I.

Mais cet enfant ne m'entendra pas ? Ce sera votre faute ; vous vous expliquerez mal , s'il ne vous entend pas.

Mais il sera comme un écho, comme un perroquet ? Ne craignez pas cela. Cet enfant réfléchit , & le perroquet ne réfléchit pas.

Mais il ne se souviendra de rien la minute d'après ? Pourquoi donc ? Il a plus de mémoire que vous ; il se souviendra de ce qui lui aura fait peine ou plaifir, il fera fort empreffé pour l'un & il aura de la répugnance pour l'autre : il n'oubliera que les chofes in- différentes. C'eft à vous à les lui montrer de maniere qu'elles l'affectent agréablement.

X I I.

Ce n'eft pas là la maniere d'élever des enfans, direz-vous ; en les flattant, ils n'ap- prennent jamais rien, ou tout au plus que des mots. Il faut les captiver & les faire appli- quer de bonne heure, pour leur former le corps & l'efprit.

C'eft précifément le contraire. La maniere que je vous indique eft la feule de leur ap- prendre, non - feulement les chofes, mais encore le mot propre à la chofe ; toute autre méthode, fur-tout celle qui comporte la gêne, la contrainte & l'application, ne peut qu'é- nerver le corps, rappetiffer l'efprit & gâter le cœur. Occupez-vous du corps & fuivez la marche de l'efprit, fans vous embarraffer de favoir comment il tournera.

X I I I.

Si votre enfant eſt bien conſtitué, s'il eſt
fort, s'il ſe porte bien, il aura les ſens très-
déliés, les organes très-ſenſibles & les membres très – ſouples. Il ſera toujours gai, vif
& content, & ſon eſprit, comme ſon corps,
ſe prêtera facilement à tout. Vous vous en
appercevrez bientôt par ſa curioſité, par ſes
queſtions, par ſes petites ruſes, par ſes détours. Montrez–lui des choſes ſenſibles, par-
lez à ſes ſens & ne le trompez pas, il vous
rendroit bientôt le change. Pourquoi lui faites-vous tant horreur du menſonge? S'il étoit
ſtupide, s'il avoit beſoin d'application, il
n'auroit pas l'art de diſſimuler. Le menſonge
n'eſt qu'une diſſimulation, & l'enfant en uſe
lorſqu'il craint.

X I V.

Mais en ne lui montrant que des choſes
ſenſibles, ſon imagination ne fera rien, ſon
intelligence n'ira pas bien loin; il ne connoîtra que les choſes qui l'environnent?

Pourquoi

Pourquoi donc ? N'eſt - il pas ſans ceſſe environné des différentes productions de l'art & de la nature ? Ses ſens n'ont - ils pas une certaine portée ? N'a – t - il pas des beſoins ? N'a – t - il pas des ſenſations, des deſirs ? En voilà bien aſſez pour exercer ſon imagination & ſon intelligence, quand même elle ſeroit bornée aux choſes qui l'environnent; & ſoyez bien ſûr qu'avec ces mobiles il réfléchira, il comparera, il jugera, & qu'il diſtinguera parfaitement les choſes qui auront du rapport entre elles, & celles qui n'en auront pas. En faut-il davantage pour être propre à tout?

X. V.

Ce moyen ſeroit au moins bien lent. Un enfant ſauroit à peine lire à 10 ou 12 ans. Que de tems perdu !

Vous êtes dans la plus grande erreur. Si l'enfant ne ſait pas lire, ou s'il ne le ſait que très-tard, c'eſt parce que vous n'avez pas ſu lui apprendre. Vous êtes à deux de jeu ; qui de deux mérite plus de reproches?

B

X V I.

Un enfant, qui n'eft pas captivé de bonne heure, n'aime que la diſſipation, & n'eſt jamais capable d'une grande application.

Tant mieux. Un enfant, qui aime la diſ-ſipation, ſe porte bien & n'a pas beſoin d'une grande application. La ſanté eſt la baſe de toutes les diſpoſitions heureuſes, de tous les talens & de toutes les jouiſſances. Occupez-vous donc encore un coup de la ſanté de votre enfant. S'il ſe porte bien, il aura l'eſprit vif & pénétrant, comme le corps ſouple & léger ; il fera, gaîment & leſtement dans une heure, plus qu'un autre dans un jour. Tout ce qu'il fera ſe ſentira de ſa facilité, de ſa pénétra-tion & de ſa bonne humeur.

X V I I.

Mais cette facilité, cette gaîté, cette bonne humeur, ne comportent pas toujours un ca-raɔtere ſouple & facile à mener.

C'eſt votre affaire. C'eſt à vous à lui prêcher d'exemple, pour lui apprendre comment il

doit fe conduire, & les bornes dans lefquelles
il doit fe contenir. Soyez fon ami, il vous
croira & il fuivra vos avis. Si vous prenez
le ton fec & févere d'un cenfeur rigide, Il
vous échappera, il fera des écarts, vous ne
le ramenerez pas, & ce fera votre faute,
parce que vous vous y ferez mal pris.

XVIII.

S'il a le tempérament emporté, il faut
bien le dompter ; s'il a des paffions violentes,
il faut bien les réprimer.

Dompter le tempérament, c'eft le perdre
ou le changer ; il faut le modérer, pour en
tirer un meilleur parti.

S'il a des paffions violentes, tant mieux ;
les paffions ne font pas un mal, elles font au
contraire un bien. Elles font le caractere dif-
tinctif de l'homme qui peut en bien ou mal
ufer. C'eft à vous à les diriger au bien. Plus
elles font fortes, plus elles nous rendent capables de grandes chofes, lorfqu'elles ont
un objet louable ou utile. Un homme fans
paffions, eft un homme à demi — mort. Le

chancelier *Bacon* , un des perfonnages les
plus éclairés du dernier fiecle, dit que l'homme
fage doit chercher des defirs ; que tout eft
défagréable, ennuyeux & infipide pour celui
qui n'a point de defirs , & qui ne defire pas
ardemment.

X I X.

Il y a des paffions qui ne connoiffent aucun frein. C'eft un torrent qui force toutes
les digues, & qui les entraîne.

Oui, lorfqu'on les a négligées, & qu'on
s'y abandonne ; je ne ceffe de vous dire qu'il
faut veiller votre enfant , & le fuivre pas à
pas ; c'eft un moyen fûr de connoître toutes
fes affections. Vous les verrez éclore à mefure
qu'il grandira ; vous les verrez fe développer
à mefure qu'il fe fortifiera ; & vous pourrez
prévoir d'avance quel fera , à peu-près , le
degré de fes paffions, felon le tempérament
qu'il aura. Ce n'eft pas leur violence qui eft
à redouter , c'eft leur objet, & c'eft à vous
à le choifir. Souvenez-vous que tant que le
corps eft occupé , l'efprit eft foumis : quand
l'un eft négligé , l'autre erre & s'égare.

X X.

Occupez donc fans ceſſe votre enfant ; vous aurez la douce ſatisfaction de le voir profpérer également du côté du phyſique & du moral ; qu'il ſoit fort ou foible, vos ſoins doivent être à-peu-près les mêmes, parce que les mêmes moyens ſont également pro- pres à entretenir l'un dans un état de ſanté & de vigueur, & à le procurer à l'autre. Toutes votre attention doit être de varier ſes occupations, de les lui rendre agréables, & de les appliquer aux parties qui en ont le plus de beſoin ; mais quelles qu'elles ſoient, évi- tez ſoigneuſement la gêne & la contrainte, & ayez toujours en vue la force, l'adreſſe, la promptitude & la facilité ; ſur-tout n'écou- tez pas les miſérables préjugés qui ont aſſigné la prééminence à certaines parties ſur d'autres, par exemple, à la main droite ſur la main gauche. Votre enfant ſera réellement gauche, & peut-être inepte, ſi toutes ſes parties ne ſont pas également exercées.

X X I.

Mais les exercices du corps ne fuffifent pas pour former l'efprit.

Voilà l'erreur qui a conduit le genre humain jufqu'ici , qui le domine encore impérieufement , & que j'ofe attaquer ouvertement. Je vous réponds donc très-catégoriquement , qu'il fuffit de dreffer le corps, pour former l'efprit ; mais ce n'eft pas en fuivant une aveugle routine. Attachez à tous les mouvemens , & à tous les exercices un point d'inftruction & des vues d'utilité, voilà tout le myftere. Ne faites rien , & ne faites rien faire à votre enfant fans deffein & fans réflexion. Il n'eft pas de fcience dont vous ne trouviez occafion de lui parler , & dont il ne retienne quelque chofe. Lorfque l'objet eft préfent , & qu'on s'amufe en l'examinant , l'impreffion en eft bien plus forte , & plus durable. Quand une fois on a pris l'habitude d'examiner tous les objets qui frappent nos fens avec des yeux de curiofité, on y dé-

couvre toujours quelque chofe de nouveau,
& l'amour-propre, qui ne s'endort jamais,
fuffit enfuite pour faire chercher l'occafion
de faire voir qu'on vaut plus qu'un autre.
Voilà l'émulation, le feul maître qu'il faut
aux hommes pour les mener aux plus grandes
chofes, dans tel genre que ce foit, felon la
mefure de leurs facultés phyfiques & morales,

X X I I.

Un efprit fain dans un corps fain : voilà
l'homme parfait. Peres & meres appliquez-
vous donc à former le corps de votre enfant,
l'efprit fera toujours de moitié dans le béné-
fice. Si votre enfant eft fans génie, fans talens,
fans induftrie, ce fera votre faute. Au lieu
d'alambiquer votre imagination, pour chercher des moyens extraordinaires ; au lieu de
fuivre des préjugés depuis fi long-tems com-
battus ; au lieu d'écouter une fauffe tendreffe,
dont vous êtes peut-être vous-mêmes la victime, fuivez les vues fimples de la nature qui
vous crie fans ceffe de tenir votre enfant à
l'air libre, d'avoir foin qu'il foit propre, bien

nourri, peu vêtu, fainement couché, tou‑
jours & par-tout exercé. Écoutez au moins
le philofophe naïf qui répete après elle :
» endurciffez votre enfant à la fueur & au
» vent, au foleil & aux hafards qu'il lui faut
» méprifer. Otez‑lui toute molleffe & dé‑
» licateffe au vêtir & au coucher, au manger
» & au boire. Accoutumez‑le à tout ; que
» ce ne foit pas un beau garçon & Dameret ;
» mais un garçon verd & vigoureux ». *Effais*
de Montagne.

X X I I I.

Cette courte leçon vous diête tout ce que
vous avez à faire pour votre enfant, depuis
le berceau, jufqu'à ce qu'il ait acquis affez de
confiftance & affez de force pour fe con‑
duire tout feul. Faites attention que le phi‑
lofophe, interprete de la nature, ne fait
aucune différence de tempérament. J'ajoute
qu'il n'y en a aucune à faire des fexes, mais
que tout doit être réglé fur la mefure des
forces, & l'aptitude des individus ; la nature
n'admet pas d'autre différence jufqu'à la pu‑

berté. Imitez-la encore dans ce point ; vos jeunes filles feront aussi fortes que vos garçons ; elles n'en feront que plus belles , plus aimables , plus vertueuses , & plus assurées de faire le bonheur de leurs époux.

X X I V.

Oui, c'est de la santé que dépend le bonheur de cette vie. Lorsque vos enfans auront acquis celle qu'ils doivent avoir à dix ou douze ans, vous ne leur devez plus de leçons, vous leur devez des exemples. N'exigez pas d'eux ce que vous ne voudriez pas faire, vous compromettriez votre autorité , & vous perdriez tout le fruit de vos soins & de vos peines passées. Vous avez suivi votre enfant jusqu'ici, il vous suivra à son tour. Ses facultés augmentent, les vôtres diminuent, il doit l'emporter sur vous dans les écarts, comme dans la perfection.

X X V.

Il faut donc passer sa vie dans l'assujettissement & dans l'esclavage ?

Hélas! bon Dieu! n'eſt-ce pas-là le plus grand des blaſphèmes? Vous appellez paſſer la vie dans l'aſſujettiſſement & dans l'eſclavage, de faire ce que le ſentiment vous inſpire, ce que la nature exige, ce que toutes les loix vous ordonnent, ce que votre tranquillité & votre ſatisfaction vous recommandent. Ceci n'eſt plus une erreur, c'eſt une monſtruoſité; ſi vous ne le faites pas pour les autres, faites-le pour vous-mêmes, ou ceſſez de vous plaindre de vos infirmités, de vos chagrins, de vos malheurs, de la foibleſſe, de la langueur & de l'imbécillité de vos enfans. Vous ne méritez pas d'en avoir, & la ſociété devroit vous en demander compte.

X X V I.

Que m'importe à moi la ſociété, pourvu que je vive à ma fantaiſie?

Vous vous trompez encore groſſiérement, ou accordez-vous avec vous-même. Pourquoi ambitionnez-vous donc les places, les marques diſtinctives, les rangs, la dignité, la ſupériorité & la puiſſance? Tout cela ne

convient, & n'eft cenfé s'accorder qu'aux
vertus, aux talens & au mérite ; & fans la
fanté, point de force, point d'énergie, point
de talens, point de vertus, & par conféquent point de mérite. Ufurpez tout ce que
vous voudrez ; devenez un autre Créfus ;
décorez-vous de tout ce qui peut éblouir
les fots, non-feulement vous ne ferez pas
heureux, mais vous n'en ferez pas moins
ridicule à vos propres yeux, & à ceux de
tous les honnêtes gens qui penfent. Je ne
vous en dirai pas davantage, vous ne m'é-
couteriez pas. Je vais m'adreffer à d'autres
qui connoiffent tout le prix de l'honneur,
des mœurs, de l'eftime publique, de la fatisfaction intérieure, & de la vraie gloire, qui
eft la feule récompenfe digne du vrai mérite.

X X V I I.

Ce n'eft qu'à vos foins affidus, & à vos
leçons fouvent répétées, que vos enfans doivent être redevables de la perfection de leur
corps & des qualités de leur ame. Ce n'eft
qu'à vos exemples qu'ils doivent être rede-

vables des qualités de leur cœur , de leur façon de penſer, & de leur conduite. C'eſt ici le point difficile , & celui qui intéreſſe eſſentiellement mon miniſtere. Je ne vous dirai que ce que j'ai appris d'une longue expérience , & que vous pourrez vérifier par-tout, ſur des exemples malheureuſement trop communs.

XXVIII.

La vie de l'homme n'eſt qu'un tiſſu de foibleſſes , de miſeres , d'infirmités & de dangers, qui le menacent à chaque inſtant de ſa deſtruction. Chaque âge en a de particuliers qui lui ſont propres, & qui exigent des ſoins différens, & ſouvent ces ſoins ſont eux-mêmes de nouveaux dangers , ou des moyens qui ne ſervent qu'à aggraver ceux qui ſont inſéparables de la fragilité humaine.

XXIX.

Éclairez donc votre conduite, pour éviter ces écueils également dangereux. Pour peu que vous réfléchiſſiez, vous vous appercevrez

que toutes vos mesures font erronées. Votre
enfant pleure-t-il ? Vous le secouez, vous
l'agitez, vous le tourmentez. Ses pleurs
augmentent-ils ? Vous appellez tout le monde
au secours, & vous vous assemblez tous
pour l'étouffer. Ses cris redoublent-ils ? Vous
vous attendrissez, vous vous troublez ; il
faut absolument des remedes pour vous tranquillifer. Faites donc attention que vous avez
garroté cet enfant ; débarrassez-le des liens
qui le gênent, qui le serrent, qui le com-
priment ; mettez-le en liberté, voilà le remede.
Ses gencives lui font-elles mal ? Vous les endur-
cissez, vous les irritez ; adoucissez-les, re-
lâchez-les. A-t-il des tranchées ? Vous lui
donnez de l'huile, & vous l'échauffez. Donnez-
lui de l'air, de l'eau & du mouvement, tenez-
le propre, & laissez-le à son aise ; voilà les
les principaux soins du premier âge.

X X X.

Cet enfant gai, vif & content est déja
une petite merveille qui vous amuse, qui
vous intéresse, & qui fait plaisir à tout le

monde. On le trouve amuſant, gentil, bien fait. Vous voulez qu'il le ſoit davantage. Vous le parez comme une idole ; vous l'enfermez dans un moule ; vous ne voulez pas qu'il touche à terre ni qu'il remue, crainte qu'il ne ſe ſaliſſe. Toujours gêné, il tombe néceſſairement malade ; vous le médicamentez, il ſe déforme, il languit, & il meurt. Laiſſez-le parfaitement libre, s'agiter, ſe remuer, ſe rouler, ſe ſalir, pourvu que vous le laviez, & que vous le décraſſiez, vous éviterez tous ces chagrins, & l'enfant s'embellira, en ſe fortifiant de plus en plus.

X X X I.

Commence-t-il à lier quelque idée ? Vous vous empreſſez de l'abrutir. Vous l'enfermez ſeul pour le faire périr d'ennui, ou vous l'entaſſez avec d'autres pour l'empoiſonner, & vous lui mettez entre les mains des ſignes de convention qui lui déplaiſent, en lui recommandant d'être tranquille, pour admirer ces belles choſes qui révoltent les ſens, au lieu de les frapper agréablement ; voilà le moyen infaillible d'en faire un ſot, ſi vous n'en faites pas un ſtupide. Quoi ! vous voulez qu'un enfant qui n'a aucune idée juſte de ce qui le frappe, de ce qui le touche, faſſe des combinaiſons ; qu'il retienne celles qu'il vous plaît de faire, & que vous faites ſouvent mal ? C'eſt certainement le comble du ridicule.

X X X I I.

· N'eſt-il pas plus ridicule encore & plus inconſéquent, que, lorſque vous vous ennuyez de lui montrer ces ſignes, vous chargiez un autre de s'ennuyer à votre place ; prétendant que cet enfant ne doit pas s'ennuyer, quoique vous le rendiez eſclave, & que vous le tyranniſiez ? Cet enfant eſt comme la plante ſur laquelle vous mettez une pierre ; afin qu'elle vienne mieux.

X X X I I I.

N'importe, dans cet état de foibleſſe, d'inquiétude, de tourmens & de ſouffrances réelles qu'il annonce par ſes ſanglots, ſi vos facultés le permettent, ou ſi votre vanité l'exige, vous le regalez bientôt de la compagnie d'un homme réfrogné, taciturne

& fombre , qui pour l'égayer , l'entretient huit à dix heures par jour , d'un jargon qu'il a imaginé pour lui faire comprendre le *Grec* & le *Latin*, autres jargons inintelligibles à cet âge. Avec des moyens auffi fublimes & auffi bien imaginés , béniffons la providence & la nature de n'être pas tous morts dans l'enfance , & ne nous plaignons plus d'être auffi ignorans , auffi bornés , auffi gauches , que nous fommes foibles , délicats & maladifs ; car très-certainement on n'a rien négligé pour nous faire périr ; c'eft en échapper bon marché , de n'être que de triftes , de petites & bien groffieres machines.

X X X I V.

Au milieu de ces tourmens qui révoltent la nature, pour animer le courage de cet enfant qui deffeche & qui gémit dans la langueur & dans la trifteffe , qui le pousseroient au défefpoir , s'il en étoit fufceptible , vous venez lui dire qu'il doit être raisonnable , lorfqu'il ne fait pas ce que c'eft que la raifon , & qu'il en eft encore bien loin. Quand voulez-vous

lez-vous donc qu'il foit enfant ? Je vous le
demande ; & trouvez bon que je vous demande encore fi vous êtes plus raifonnable
que lui.

<h2 style="text-align:center">X X X V.</h2>

Ce n'eft pas tout : à mefure qu'il grandit,
ou plutôt qu'il s'allonge en végétant , vous
ne ceffez de tourmenter fon efprit, que pour
tourmenter fon corps. Vous lui dites qu'il
mange mal , qu'il fe tient mal , qu'il marche
mal , qu'il fe préfente mal , &c. Eh ! le pauvre malheureux enfant ! comment voulez-vous
qu'il fe tienne ? A peine peut-il fe foutenir ; fes
membres engourdis par l'inaction n'ont ni
force ni vigueur. Comment voulez-vous qu'il
mange ? il n'a point d'appétit. Comment
voulez-vous qu'il fe préfente ? Son corps eft
affaiffé , à peine le fent-il , & fon ame plon-
gée dans l'amertume , ne l'anime que pour
le faire fouffrir.

<h2 style="text-align:center">X X X V I.</h2>

Tout cela ne vous touche guere ; pourvu
qu'à force d'argent, il vienne à bout, à dix ou

C

douze ans, de faire, avec la mine & la figure d'une petite fille de six à sept ans, une révérence qui persuade au public que c'est votre enfant gâté, vous laisserez raisonner les gens sensés comme ils voudront. Peu vous importent les titres qu'ils vous donneront, ou qu'ils devroient vous donner.

X X X V I I.

Cela vous est encore égal. Votre enfant aura beau être foible, pourvu qu'il soit élégant & mignon, avec votre imagination fertile en expédiens, vous trouverez bien le moyen de faire obéir la nature, après l'avoir sans cesse contrariée, pour lui donner de la santé & des forces. Vous ne doutez pas que les armes, l'exercice du cheval, la paume, la chasse ne suffisent pour cela. C'est à merveilles ; mais vous ne faites donc pas attention que la nature, telle souple qu'elle puisse être, ne peut pas passer d'un extrême à l'autre sans danger ; & qu'en lui faisant violence, vous l'anéantirez infailliblement, ou qu'elle sera traversée par des maladies que ces disparates doivent nécessairement produire, & auxquelles il est impoſſible qu'une chetive conſtitution réſiſte. n'eſt-ce pas prendre la nature tout-à-fait au rebours ?

X X X V I I I.

Peres & meres, ſi ce n'eſt pas-là le tableau de l'éducation générale, même la plus recherchée, il faut que mes organes m'aient bien mal ſervi ; car je n'en ai pas vu d'autre nulle part. Les changemens que vous y avez faits depuis qu'*Émile* a paru, quoiqu'ils ſoient peu de choſe, auroient dû vous enhardir ; faites donc tout de bon préciſément le contraire de ce que vous faites, & ne doutez pas du ſuccès.

X X X I X.

Ne vous occupez que du corps, juſqu'à ce que vos enfans aient acquis de la force, de l'énergie, & que leur conſtitution ſoit formée ; & n'employez que les moyens les plus ſimples que la nature vous diɛte elle-même. Faites attention que ſi vous raſſemblez vos meubles pendant qu'on bâtit la maiſon, la maiſon ſera mal faite, & vos meubles ſeront perdus.

X L.

Laiſſez donc vos enfans entiérement libres, leurs membres ne feront ni grêles ni contrefaits ; laiſſez-leur reſpirer le grand air, toutes leurs parties feront animées, ils ne feront pas affectés des intempéries ni des injures du temps, lorſqu'ils y feront accoutumés. Tenez-les propres, ſans employer autre choſe que de l'eau, leur peau fera toujours belle, & leur carnation vive ; laiſſez — les manger quand ils voudront, mais avec meſure, des choſes ſimples & ſaines, ils auront un bon eſtomac, & jamais d'indigeſtion ; couchez-les ſainement, mais non pas mollement, ils feront forts & bienfaits ; laiſſez — les dormir tant & quand le ſommeil les gagnera, ils feront très-éveillés ; laiſſez-les agir comme ils pourront ou comme ils voudront, ils ne s'eſtropieront pas, & ils feront adroits. Ne vous allarmez pas quand ils ſe feront du mal, ils le ſentiront à peine. Ne trouvez pas mauvais qu'ils ſoient curieux, la curioſité leur eſt néceſſaire ; c'eſt leur meilleur maître. Répondez-leur quand ils vous queſtionneront, ils apprendront tout

ce que vous voudrez , & ils vous étonneront.
Ne les intimidez pas , ils n'auront peur de
rien. S'ils font malades , donnez-leur de l'eau
chaude ou froide, felon les circonftances, ils
guériront facilement. S'ils font triftes & in-
quiets, amufez-les avec des chofes agréables ,
leur bonne humeur reviendra bientôt. S'ils
font lourds , pefans & apathiques, exercez-
les continuellement , ils deviendront leftes
& agiles. S'ils font foibles & languiffans,
baignez-les à l'eau froide , faites-leur fouvent
des frictions feches , faites — leur porter ou
traîner des poids proportionnés à leurs forces,
& faites-leur boire de l'eau à la glace avec
un peu d'excellent vin. A mefure qu'ils gran-
diront, occupez-les davantage ; fatiguez-les ,
tenez-les le plus que vous pourrez au grand
air , mais toujours en mouvement ; ne laiffez
dormir ceux-ci qu'autant qu'il faut pour réparer leurs forces, & ne les laiffez jamais af-
feoir auprès du feu. S'ils ont quelque membre
foible , exercez-le de préférence. S'ils ont
des engelures , faites-leur faire des pelotons
de neige , ou remuer de la glace. Si vous
leur commandez quelque chofe qui ne leur

plaise pas , & qui convienne, faites-la vous·
même, ils vous imiteront, s'ils ne vous obéis-
fent pas ; & dès-lors ils vous obéiront, &
vous n'aurez pas fujet de les punir. S'il vous
font quelque queftion dont la folution puiffe
compromettre leur innocence, ne leur dites
pas qu'ils ne doivent pas favoir cela ; ils
doivent tout favoir, à moins que vous n'en
veuilliez faire des hommes foibles & bornés. Si
leur caractere n'eft pas fouple, mettez du plaifir
& de la gaîté dans ce qui le contrarie, vous
le plierez facilement. S'ils n'ont pas une affection très-marquée pour vous en tout & par-
tout, careffez-les davantage, amufez-les,
variez leurs plaifirs, ils vous adoreront. S'ils
jugent mal des chofes, dites-leur qu'ils ont
mal vu, & préfentez-leur ces chofes fous
l'afpect qu'ils doivent les voir ; ils riront de
leur gaucherie, & quand ils douteront, ils
vous confulteront, & cela arrivera fouvent, fi
vous ne vous rebutez pas. Si vous les rebutez,
tout eft perdu. S'ils font quelque fottife, rail-
lez-en, ils n'y reviendront pas, parce qu'ils
n'aiment pas la raillerie. S'ils ont des goûts
que vous n'approuviez pas, fubftituez un autre

goût à celui-là, & revenez-y souvent, sans
qu'ils pénetrent votre dessein; ils prendront
le vôtre, & ils abandonneront le leur. En un
mot, devenez enfant avec les enfans ; gran-
dissez, pour ainsi dire avec eux, en mettant
votre raison à leur portée, pour former la
leur; mangez avec eux, exercez-vous avec eux,
vivez avec eux, vous en ferez très-certainement
des hommes forts, robustes & judicieux. Quelque extraordinaires que vous paroissent ces
préceptes, ils n'en sont pas moins, dans la
nature. Si je vous disois que votre enfant est
comme la greffe qui tient à la souche, &
qui ne prospere qu'autant qu'elle se nourrit
de sa substance, je ne vous dirois pas assez.
Votre enfant n'est point un scion, il est un
rejetton, une portion, le membre enfin le
plus essentiel de vous-même, puisqu'il doit
vous régénérer.

X L I.

Ce n'est pas assez que vous ayiez donné
à vos enfans une bonne constitution, un
corps fort & robuste, un esprit droit & pénétrant; ils n'en seroient que plus exposés, si
vous ne les mettiez pas à l'abri des traits

de l'ennemi qu'ils portent au dedans d'eux-mêmes ; fi vous ne leur appreniez pas, non-feulement à fe tenir en garde contre les piéges des ennemis étrangers qu'ils rencontreront à chaque inftant par-tout, mais encore à repouffer leurs efforts avec avantage.

X L I I.

Apprenez-leur, de bonne heure, qu'ils n'ont, pour fe garantir de tant & de fi redoutables ennemis, que la prudence & la raifon. Montrez-leur l'ufage que vous avez fu faire de ces armes ; rappellez-leur quelques-unes des occafions où elles vous auroient été inutiles, fi vous n'aviez pas fu les manier avec adreffe, & faites-les marcher enfuite d'un pas égal avec vous. Vous ferez plus forts ; ils feront plus réfolus, plus décidés. Animés, & toujours foutenus par votre exemple, ils n'auront rien à craindre, & ils feront toujours victorieux. Ne leur laiffez pas ignorer les rufes de l'ennemi ; malgré leur courage, ils feroient furpris faute d'expérience.

X L I I I.

J'entends ici le cri perçant de l'exclamation des peres & des meres honnêtes, étonnés & peut-être révoltés d'un pareil conseil.

Quoi ! dira cette mere sage, il faudra que j'apprenne à ma fille à combattre l'ennemi de la séduction, que peut-être elle ne connoîtra jamais ; à résister à un penchant naturel ; à méprifer le langage de la flaterie ; à être insensible aux charmes de la vanité ; à fermer l'oreille aux propos tendres ; à détourner les yeux de tout ce qui doit alarmer la pudeur ? Ne lui ai-je pas donné des principes ? Ne me suis-je pas épuisée en instructions ? Ne lui ai-je pas donné la connoissance des meilleurs guides ? Je connois son cœur, son caractere ; je suis sûre de sa sagesse. Elle saura en imposer à la nature ; en voilà assez pour me tranquillifer fur sa conduite.

X L I V.

Ecoutons maintenant le pere.

Quoi ! il faudra que j'apprenne à mon fils les trop funeftes effets de l'ufage des premiers momens de la liberté & du premier feu des paffions ? Ces maximes ténébreufes qui perdent & qui dégradent la jeuneffe ? Les fuites d'un cloaque d'horreurs dans lequel l'exemple entraîne ? Tous les défordres dans lesquels un tempérament bouillant précipite néceſſaire‐ ment , ſi on n'évite pas ſoigneuſement les occaſions ? Il faudra enfin que je lui faſſe connoître les preſtiges du langage apprêté des féducteurs , & l'attrait empoiſonné de l'indé‐ cence des ſyrenes ? Un pere ne doit régler la conduite de ſon fils que par la prudence, & par une diſſimulation ménagée ſur ſes écarts , juſqu'à ce que l'expérience lui ait ap‐ pris à être plus ſage & plus modéré.

X L V.

Tout cela eſt à merveilles. Vous ne vous ſouciez donc plus de vos enfans lorſqu'ils ſont parvenus à l'âge de raiſon , quoiqu'ils ne ſoient en état que d'en abuſer ? Cependant c'eſt à vous ſeuls qu'il appartient , c'eſt à vous ſeuls qu'eſt impoſé le devoir de leur apprendre à ſe ſervir de cette raiſon. Vous devez être les gardiens de leurs mœurs , comme les conſer‐ vateurs de leur ſanté , puiſque vous êtes les auteurs de leur vie. Juſqu'à préſent, vous avez pu vous débarraſſer des ſoins que vous leur deviez entre des mains étrangeres, qui auront pu réuffir auffi bien que vous, fi vous les avez feulement furveillées. Mais qui eft - ce qui pourra fe charger déformais d'une fille pleine de charmes, que tous les féducteurs voudroient ravir? Qui eft - ce qui fe chargera de diriger un jeune homme que tout porte aux excès, qui ne voit que fupplices dans la contrainte, & que plaifirs dans la diffipation & dans la liberté? Sera-ce une gouvernante? Sera-ce un gouverneur? Peres & meres, vos enfans font perdus, & vous ferez malheureux, fans que vous puiffiez vous plaindre avec raifon de perfonne. Encore un coup, ce foin n'appartient qu'à vous feuls, & il faut que vous ayiez beaucoup de qualités pour ne pas craindre d'y échouer.

X L V I.

Vous regardez donc les enfans comme des monftres?

Point du tout : je les regarde comme des hommes neufs, comme des étrangers qui voyagent dans un pays dont ils ne connoiffent pas la monnoie; ils font obligés de s'adreffer

à d'autres pour en favoir la valeur. S'ils ren-
contrent des gens avides , ils font ruinés :
ils reviendront chez vous fans le fou ; & fi
vous ne leur apprenez pas à connoître le prix
de l'argent , & qu'ils trouvent du plaifir à
le diffiper , ils vous ruineront auffi , & ils
vous déshonoreront.

X L V I I.

Faites donc attention qu'on ne peut pas
parler clairement aux jeunes gens fur certains
objets.

Pourquoi donc ? Vous difiez bien, il n'y a
pas fort long – tems & fort mal à propos, à
votre fils, qu'il falloit fe fervir de la belle
main pour manger ; pourquoi ne lui diriez-
vous pas à préfent ce qu'il doit faire de tout
fon corps, pour fe bien porter, pour fe faire
honneur, pour vous en faire à vous–mêmes,
& pour en faire à la fociété ? Faites attention
à votre tour que parler clairement n'eft pas
parler indécemment. C'eft de cette derniere
façon qu'on ne peut pas & qu'on ne doit pas
parler aux jeunes gens fur certains objets.

XLVIII.

De telle maniere qu'on s'y prenne., que voulez-vous, réplique la mere, qu'on dife à une jeune fille qui n'a encore aucune idée de rien ?

Tout ce que vous devez dire à un jeune homme; avec cette différence que vous devez obferver plus de précautions, plus de douceur, plus d'aménité, plus de tendreffe avec votre fille, plus de fermeté, plus de nobleffe & plus d'intérêt avec votre fils, puifqu'il doit vous repréfenter, & achever pour votre gloire ce que vous n'aurez pas pu faire.

XLIX.

Revenons un moment à votre fille. Vous prétendez que, quoiqu'elle foit grande & forte, elle n'a encore aucune idée de rien, parce que vous l'avez élevée fagement.

Je ne conviens pas de cela avec vous ; & fi vous le croyez, vous êtes plus enfant qu'elle. Votre fille n'eft – elle pas faite comme vous? Eh bien ! rappellez – vous les idées que vous aviez à fon âge , & nous aurons fini fur ce chapitre-là, à moins que vous ne veuilliez me perfuader qu'en effet vous n'aviez aucune idée de rien ; & alors je vous dirai que je ne puis pas vous croire , ou que vous étiez bien malade ou bien foible , tandis que vous convenez que votre fille eft très – forte & très- bien portante. Cela me fuffit pour vous affurer que , dans cet état de fanté, elle entend mieux que vous, elle voit mieux que vous, elle fent mieux que vous, elle penfe plus que vous, & qu'elle touche au moment où elle aura plus de befoins , & par conféquent plus d'idées que vous, à moins que vous ne foyiez encore malade.

L.

Vous avez beau dire , on ne doit pas inftruire les filles d'avance.

Tant pis pour elles , tant pis pour vous, & tant mieux pour ceux qui les guettent & qui les convoitent , ils en auront meilleur marché ; c'eft moi qui vous le dis , il ne tient qu'à vous d'en voir tous les jours des exemples.

L I.

Vous croyez donc qu'il n'y a point de rifque à les inftruire ?

Il n'y a point, & il ne peut pas y avoir de
rifque à apprendre ce que la nature nous en-
feigne ; & il y en a beaucoup à ne pas rectifier cette connoiffance, & à ignorer l'ufage
qu'on en doit faire ; quelles font, & quelles
peuvent être les fuites, tant fecretes que manifeftes de cette ignorance.

L I I.

Que voulez-vous dire par les fuites fecretes
& manifeftes de cette ignorance ?

Je veux vous dire que fi vous laiffez votre
fille dans l'ignorance, elle s'inftruira toute
feule, & qu'elle fe perdra toute feule ou avec
d'autres ; & que, fi vous ne vous appercevez
du mal, que lorfqu'il fera fait, il ne fera plus tems
d'y remédier ; que, fi vous êtes myftérieufe
avec votre fille, elle le fera encore plus avec
vous ; que le feul moyen de la préferver, eft
que vous la traitiez comme votre amie. Qu'en
cette qualité vous l'inftruifiez de tout ce qui la

regarde pour le préfent & pour l'avenir, en mere prudente & fage, & encore plus par vos exemples que par vos confeils. De ne jamais lui en donner aucun, qui fente la puiffance & l'autorité que vous avez fur elle, mais la tendreffe maternelle, qui vous attache fon cœur avec tant de confiance, qu'elle vous faffe la dépofitaire de toutes fes affections.

L I I I.

Croyez-vous qu'en devenant l'amie de ma fille, elle me fera fa confidente ?

Oui, fi votre amitié eft fincere. Si elle eft diffimulée, fa confiance le fera encore plus, & elle vous trompera à coup fûr. La maternité, fans la tendreffe & fans l'amitié, eft plus qu'un joug ; c'eft une tyrannie qui révolte la nature. Les meres, dont le cœur n'eft pas auffi étroitement uni avec celui de leurs enfans, & fur-tout celui de leurs filles, que le fœtus eft uni à leur corps, tant qu'il eft dans leur fein, peuvent être comparées à certains individus de quelques efpeces d'animaux qui dévorent leurs petits. Je ne fuivrai pas plus loin cette réflexion, qui feroit toute feule

le

le sujet d'un gros volume. Peres & meres, je vous invite seulement à considérer la différence qu'il y a des ménages unis par la tendresse, d'avec ceux qui ne le font pas. Ceux-ci font un enfer anticipé ; les autres font la seule image qui puisse nous aider à concevoir ce qu'on dit des joies célestes.

L I V.

Peres & meres, vos enfans font une portion de vous-mêmes ; traitez-les donc comme vos membres. Né croyez pas que ce soient les maux physiques qui font le plus à redouter ; ce font les maux moraux, & ceux-ci prennent toujours leur source dans les mœurs, qui deviennent elles-mêmes la source de toutes les contagions qui infectent le corps. Les soins du corps, du cœur & de l'esprit, vous intéressent donc également. Si vous négligez l'un, vous perdrez l'autre infailliblement.

L V.

Lors donc que vous aurez formé le corps, vous n'aurez fait que la moitié de votre tâche. Un nouveau soin, & bien plus important, vous attend. C'est celui de former le cœur

& l'efprit ; vous n'avez befoin que d'une nouvelle attention , les mêmes moyens doivent vous fervir. Rappellez - vous que je vous ai déja dit , que tant que le corps eft occupé, l'efprit eft foumis. C'eft une vérité que vous ne devez point perdre de vue , & qui doit vous fervir de bouffole.

L V I.

Quelle que foit la maladie de l'efprit , vous en verrez les fignes fur le corps. Ne la laiffez pas invétérer ; fi légere qu'elle foit, vous n'en viendriez pas à bout. Le cœur feroit bientôt corrompu , & de la corruption de celui-ci fuit néceffairement la gangrene de l'efprit & le deffechement du corps. Ce font des maux extrêmes qui n'admettent point de remedes , & qui vous feroient périr avec vos enfans.

L V I I.

Votre intérêt , comme votre fatisfaction , fe trouve donc à partager avec eux la pratique de tout ce qui peut les éloigner du vice & les rapprocher de la vertu. Or, les vertus fociales, comme les vertus chrétiennes, ne

confiftent que dans la pratique & dans les
œuvres, & celles-ci font des œuvres mortes,
lorfqu'elles n'ont pas un point d'utilité pour but,

L V I I I.

Confultez donc de bonne heure les inclinations, le penchant, les goûts, les difpofitions de vos enfans. Réfléchiffez fur l'état
auquel vous les deftinez & auquel ils peuvent
être propres, & occupez-les felon la mefure
de leurs forces à tout ce qui peut les achemi-
ner à cet état & développer leur talent, de
maniere à leur affurer d'avance des fuccès
brillans dans la carriere qu'ils auront à par-
courir. Il n'y a point d'état dans la fociété qui
ne demande une vie active. Si on a jugé autrement de quelques-uns, c'eft qu'on les a
mal conçus, & c'eft peut-être une des grandes
caufes de l'imperfection de ces états.

L I X.

L'homme ne peut être guidé que par fes
fens. Il aura beau contempler, il aura beau
creufer fon imagination, il aura beau s'ab-
forber dans de profondes méditations ; fi fes
fens ne font pas parfaitement exercés, il n'en-

fantera que des chimeres , & dès que son esprit aura pris un mauvais pli., on ne le ramenera jamais à la simple & à la droite raison.

L X.

C'est dans le début des passions que se font les premiers écarts. Peres & meres, voilà le moment de votre plus grande occupation. Vos enfans font actuellement vos égaux ; ils font capables de tout. Fournissez l'aliment con‑venable à leurs corps, à leur cœur & à leur esprit. Dites-leur tout , montrez-leur tout, occupez — les de tout. Sur — tout, point de mystere ; il vous réussiroit mal. Rien ne peut être suspect de votre part ; si vous êtes tels que vous devez être , votre exemple les con‑duira sûrement , ou les ramenera sans peine. Vous devez savoir quelle est la force de l'exem‑ple. Loin de vous ces maximes & ces morales outrées , qu'on veut faire goûter aux autres, sans les pratiquer , & en faisant le contraire.

L X I.

Je vous entends ; vous allez me dire qu'il y a des enfans d'un caractere si revêche, qu'il n'est pas possible de les plier.

C'eſt votre faute ; ils auroient été autrement ſi vous vous y étiez bien pris : mais actuellement que le mal eſt fait , les déclamations ſont inutiles. Il faut chercher le remede ; ce n'eſt pas dans la ſévérité que vous le trouverez, encore moins dans l'autorité. Ne comptez pas davantage ſur la raiſon : on ne l'écoute pas quand on eſt conduit par la paſſion. L'exemple , précédé & ſuivi de la tendreſſe & de l'amitié , vous réuſſira mieux.

L X I I.

Si votre fils vous réſiſte , au lieu de vous emporter , réfléohiſſez un peu , & voyez ſi vous n'avez pas tort dans la forme ou dans le fond ; car enfin vous n'êtes pas infaillible. Si vous vous y êtes mal pris , louez votre fils ſur ſon diſcernement, & faites-lui ſentir qu'il pouvoit, & qu'il devoit s'y prendre autrement pour vous faire appercevoir de votre erreur. Si vous êtes fondé , & qu'il perſiſte , prenez-le par la main , & conduiſez-le dans votre jardin ; montrez-lui un arbriſſeau & un arbre, & dites-lui : Mon fils , pliez cet arbriſſeau.... faites-en autant à cet arbre... Ajoutez, en ſouriant : Qui de nous deux doit

être l'arbriſſeau ? Changez de converſation ,
& revenez gaîment, reprenez la beſogne avec
votre fils , ou amuſez-vous avec lui ; mais
amuſez-vous utilement. Que la mere, de ſon
côté , en faſſe autant avec ſa fille , vous ne
trouverez jamais ni obſtacle , ni réſiſtance ,
que vous ne puiſſiez vaincre de même. Votre
maiſon ſera une maiſon de paix , où vous
réunirez l'abrégé de toutes les ſciences , de
tous les objets d'induſtrie & d'utilité.

L X I I I.

Il faut donc renoncer à tous les plaiſirs?
Au contraire vous n'aurez que des plaiſirs,
puiſque tout ſera changé en actions, en exercices, en mouvemens, en démonſtrations,
au lieu de diſſertations ennuyeuſes. Tout ſe fera
en commun ; il n'y aura plus ni gêne , ni
contrainte, ni application, ni méditation,
ni retraite , & qu'enfin on ne traitera que
des choſes ſenſibles, capables d'affecter les
ſens , ſans cependant gêner le goût particulier que chacun pourra avoir pour des idées
plus ſublimes, mais à condition de les communiquer.

LXIV.

Il faut donc renoncer aux fpectacles?

Pourquoi donc? Tout eft bon; mais tout n'eft pas également bon; c'eft à vous d'en faire le choix. Puifqu'il faut voir tout, parler de tout, s'occuper de tout, il faudra bien aller aux fpectacles, pourvu qu'ils foient fupportables: aux bons, pour être témoin de ces grands fentimens qui remuent l'ame, qui l'étendent, qui la parent, & qui l'ennobliffent; aux moins mauvais, pour connoître la baffeffe du vice, en concevoir l'horreur & le dégoût qu'il doit infpirer. Le bien & le mal font mêlés enfemble dans le monde: il n'eft pas poffible de vivre fans rencontrer l'un & l'autre. Si vos enfans n'ont jamais vu que le bien, comment diftingueront-ils le mal? Comment l'éviteront-ils? Il eft d'autant plus difficile de difcerner le mal, qu'il prend, prefque toujours, le mafque du bien (1).

___

(1) Il ne faut pas conclure dé-là que j'approuve la fréquentation habituelle des fpectacles; il eft démontré que l'air y eft auffi mal fain que dans un hôpital. Mon intention eft de faire voir qu'on peut tirer parti de tout.

L X V.

L'inftruction qu'on donne aux jeunes gens ne doit-elle pas fuffire pour les tenir en garde contre tous les dangers?

Parler de danger à celui qui ne rifque rien, c'eft parler de boire à celui qui n'a pas foif, ou de fe chauffer à celui qui n'a pas froid. Souvenez – vous que l'homme ne peut être inftruit que par fes fens. Celui qui n'a aucune expérience, & qui n'eft que foiblement inf-truit par celle d'autrui, doit en acquérir à fes dépens.

L X V I.

Peres & meres, c'eft votre expérience qui doit fervir à vos enfans; c'eft la portion la plus effentielle de l'héritage que vous devez leur laiffer; voyons le lot que vous devez faire à chacun felon fa conftitution, ou plutôt felon les befoins qu'elle néceffite.

L X V I I.

Si vous avez fuivi vos enfans dès la plus tendre enfance, comme vous l'avez dû, vous aurez pu vous appercevoir que celui-ci fera pacifique , tranquille , doux & paisible ; qu'il n'aura que des passions modérées, peu ou point d'ambition , & qu'il ne verra jamais les choses qu'en bien. Voilà un fonds médiocre , dont vous pourrez tirer le meilleur parti. Faites-le voyager, & montrez-lui, partout à découvert, le tableau des vices du cœur humain, les différentes couleurs qu'il emprunte , & les différentes nuances qu'il prend selon les lieux & les circonstances, sans quoi le sien , naturellement bon & compatissant , sera nécessairement la victime de la séduction, de la fourberie, de l'imposture & de la trahison. Avec le plus grand éloignement pour tous les excès, il n'y en aura point qu'il ne commette , moins par goût que faute de résolution & d'efforts pour résister. Son ame , sensible aux suites fâcheuses qu'il en éprouvera , le plongera dans une noire mélancholie qui vous ravira l'appui & la consolation de votre vieillesse , & un citoyen de bon exemple à la société. Les enfans de cette trempe doivent être livrés de bonne heure aux exercices de toute espece en plein air. Il faut les accoutumer successivement aux peines & aux travaux les plus rudes, comme les moyens les plus propres de donner de la force & de l'énergie à leurs corps. Il faut auffi les rendre témoins, ou leur préfenter fouvent les traits de ces grandes actions qui réveillent l'efprit, qui animent le génie, & qui élevent l'ame. Tenez-les tous les jours en haleine ; occupez – les fans ceffe, mais variez-leurs occupations, en les proportionnant au degré de leurs forces. Sur-tout, éloignez-les, fans qu'ils s'en apperçoivent, de la vie tranquille, des petites pratiques & de la nonchalance à laquelle leur tempérament les porte. Vous en ferez d'excellens chefs de famille, les meilleurs adminiftrateurs de la chofe publique, des pafteurs exemplaires, des magiftrats intégres, des négocians fages, des amis finceres & de bon confeil ; en un mot des modeles de vertu, de prudence & de fageffe.

L X V I I I.

Celui qui fera né vif & pétulant, avec une tournure élégante & les avantages de la figure, fera propre à tout. Il ne faut que l'aider à faire un choix des exercices du corps

& des connoiſſances les plus analogues aux
deſſeins que vous aurez ſur lui. Rien ne lui
paroîtra difficile ; & , s'il eſt bien conduit ,
il ſera ſupérieur en tout , ſur-tout dans les arts
agréables. Avec une belle ame , une taille
avantageuſe , une figure intéreſſante , des manieres aiſées , une grande envie de plaire , un
caractere ſouple , un ton inſinuant , une conception aiſée , un jugement droit , & la facilité de s'énoncer , vous en ferez l'homme
du monde le plus adroit & le plus agréable ;
un littérateur recherché , un poëte aimable ,
un négociateur fin , qui repréſentera avec
dignité & avec nobleſſe , qui maniera avec
art & à ſon avantage les paſſions des autres ;
mais peut-être ſera – t – il dupe des ſiennes.
La facilité qu'il trouvera à les contenter ſera
un écueil contre lequel viendront échouer
toutes ſes bonnes qualités, ſi vous ne le mettez
en garde contre les preſtiges de l'amour-
propre , de la louange , de l'enthouſiaſme ,
de l'ambition & de la vaine gloire. Ne vous
inquiétez pas de ſes talens ; mais réglez de
bonne heure ſes deſirs. Faites-lui bien con-
ſidérer que tous les objets ont deux faces ;

que l'une eſt auſſi fauſſe que l'autre eſt vraie ;
que cependant le paſſage de l'une à l'autre eſt
un point preſque imperceptible, qui peut aiſément échapper aux plus clairvoyans ; &
que les talens les plus ſublimes, ſans la prudence, ne peuvent ſervir qu'à l'élever plus
haut, pour lui faire faire une plus grande chûte.

L X I X.

Vous n'aurez pas moins à eſpérer de celui
qui eſt d'une conſtitution très-énergique, &
qui annonce un caractere violent & emporté ;
mais il faudra que vous y mettiez plus du
vôtre. Ne laiſſez pas un inſtant ſon corps & ſon
eſprit tranquilles. L'un eſt auſſi bouillant que
l'autre ; ils ne peuvent être modérés que par
un travail aſſidu , & d'un genre bien différent de celui qui convient au précédent. Celui – ci n'aura que des idées grandes , vaſtes,
fort élevées , & ſera extrême en tout. Tout
lui ſera facile ; mais il ne s'arrêtera qu'aux
choſes qui pourront faire du bruit & de l'é-
clat dans le monde. Ayez donc ſoin de ne lui
montrer que des exemples de choſes qui peuvent donner une grande réputation, du cré-

dit & de la célébrité. Faites-lui connoître de bonne heure les veilles, les peines, les foins, la perfévérance & fur-tout la patience qu'il faut avoir pour fatisfaire à tant d'ambition, & pour fe foutenir à un fi haut degré de gloire. Lorfque l'âge, fecondé du travail & de vos confeils, aura modéré la fougue du tempérament, adouci le caractere & foumis l'efprit à la tranquille raifon, vous aurez un favant du premier ordre, un jurifconfulte profond, un grand miniftre, & peut - être un général d'armée, qui vous immortalifera avec fa poftérité. Mais fouvenez-vous de ne pas le laiffer dans l'inaction, dans la tranquillité, & de ne pas lui recommander la médiocrité ; il vous dédaigneroit, & vous en feriez le défefpoir de la fociété. Il eft impoffible que vous en faffiez un complaifant ; mais fes réflexions & l'expérience du monde en feront un homme jufte & judicieux, qui aura appris par les difficultés qu'il aura eu à vaincre, que, pour faire mouvoir de grandes machines, il faut avoir l'art de manier, & la patience de difpofer beaucoup de refforts, qui doivent agir enfemble.

L X X.

Vos peines ne feront pas finies, mais foutenez votre courage, puifque vous devez en attendre de fi grandes récompenfes. Celui de vos enfans, dont vous augurez mal, parce qu'il devient taciturne, à mefure qu'il fe forme, qu'il cherche la folitude & qu'il paroît avoir des goûts particuliers, ne vous donnera pas moins de fatisfaction. Traitez avec lui en particulier, & fans rien changer à votre ton gai & familier; fuivez-le dans fes réflexions, vous verrez que fon efprit tend à des chofes férieufes & profondes, qui comportent la méditation, des recherches & des combinaifons qui ne peuvent pas s'allier avec la diffipation, la gaîté & l'étourderie ordinaires à la jeuneffe. Entretenez-vous de tems en tems avec lui, vous verrez que de tout ce que vous faites, de tout ce que vous dites, de tout ce que vous propofez aux uns & autres, il en tire des conféquences auxquelles vous n'avez pas penfé. Vous ne ferez plus furpris des changemens fucceffifs que vous appercevrez dans fon phyfique & dans fon moral. Sa complexion maigre & feche, fa contenance grave & férieufe, fes yeux étincelans, fes paroles fentencieufes, fon ftyle concis, nerveux & ferré, tout vous atteftera que ce font-là les prémices d'un génie peu ordinaire, dont vous devez attendre de grands fecours, pour rectifier ce que vous aurez entrepris vous-même ; & il ne tiendra qu'à vous d'en faire un grand philofophe, un grand géomètre, un grand aftronome, &c. Ne vous piquez pas de le fuivre. Des génies de cette efpece doivent être livrés à eux-mêmes. Ils ne communiquent leurs idées qu'avec un certain appareil qui exige de l'attention, parce qu'elles roulent toujours fur des fujets difficiles à faifir. Tout votre foin doit être d'obferver & de diftraire cet enfant de fon travail, pour le livrer à des exercices modérés, que fa conftitution rend néceffaires, pour foulager le corps & l'efprit, & pour foutenir fa fanté. Du refte, prenez garde de faire de faux raifonnemens avec lui, votre autorité en fouffriroit. Mais fi vous vous en tenez aux bonnes intentions, au zele, à l'ardeur, & à tous les efforts qui annoncent le defir d'une belle ame pour le bien, il vous fera foumis, il vous chérira & vous refpectera comme il le doit.

L X X I.

Quant à vos filles, du moment qu'elles commenceront à fe connoître, ne ceſſez de les exhorter d'en appeller de leur cœur à leur jugement. C'eſt du cœur que toutes leurs affections partent, c'eſt au cœur que toutes leurs fenfations fe rapportent ; & s'il en étoit autrement, elles feroient de tous les êtres les plus malheureux. En les privant de tous les avantages phyſiques qui femblent être réfervés aux hommes, la nature a dû les indemnifer par une direction particuliere du fens intime. Tout fe réduit en elles aux fen-timens tendres ; & c'eſt à cette maniere d'être que nous devons notre exiſtence, le peu de bonnes qualités que nous avons, tout le bon-heur & la félicité de cette vie. Oui, fans cette aménité, cette douceur, cette adreſſe, cette patience, cette tendreſſe enfin, naturelles aux femmes, qui corrigent & qui adouciſſent ce que nous avons d'âpre, de rude & de groſſier,

groſſier, nous réunirions tous les traits de la férocité. Conſidérez le degré de courage, de force & de réſolution, ſi éloigné de leur foible conſtitution, qu'elles devroient avoir, pour ſe haſarder de nous donner la vie, à travers tant de périls, & pour nous la conſerver à travers tant de peines, ſi la nature ne les y portoit, par un attrait irréſiſtible. C'eſt cet attrait qui éleve leur ame au-deſſus de l'humanité, & qui en la modifiant, pour ainſi dire, diverſement à raiſon de leur foibleſſe, la plie & la ſoumet aux caprices de l'homme; dont elle triomphe & qu'elle ſoumet à ſon tour, en le dominant, en l'éblouiſſant par l'éclat de ſes charmes. Il étoit donc néceſſaire que la nature concentrât toutes les puiſſances de la femme dans ſon cœur. Toutes ſes affections ſont bonnes par elles-mêmes; il n'y a que les excès & le hors d'à-propos, qui puiſſent être condamnables; & c'eſt à vous, peres & meres, qu'il appartient de les contenir dans de juſtes bornes, & de les diriger à un but louable & utile. Inſtruiſez vos filles de ce qu'elles ſont & de ce qu'elles doivent être; &, au lieu de leur farcir la tête de

E

puérilités qui les ravalent, exaltez les nobles fonctions qu'elles doivent remplir dans la société. Oui, au lieu de les tenir dans une humiliante ignorance, que leur esprit naturel contredit, apprenez-leur, & apprenez-leur de bonne heure que non-seulement elles doivent faire des enfans, mais encore former les hommes, les polir & les perfectionner, pour la sûreté, pour la tranquillité & pour le bonheur de la société. Ne craignez point que la connoissance des écarts des passions les y expose davantage. C'est l'ignorance, c'est l'inéxpérience qui y expose réellement ; & c'est leur feu concentré qui dévore & qui consume en secret. Une flamme libre & isolée, que rien n'alimente, est comme le feu follet, qui donne un grand éclat & qui se dissipe dans l'instant. Peres & meres, profitez de cette lueur pour prendre des précautions sages ; mais ne cherchez pas à étouffer ce feu : tous vos efforts seroient inutiles. Donnez-lui des issues, & expliquez-vous sur l'usage qu'il faut en faire. Jamais il ne fera de ravages, sur-tout si vous avez soin de ne le laisser approcher des matieres combustibles

qu'en votre préfence ; & que vous preniez
quelque plaifir à partager les bénignes influences de fa douce chaleur. Souvenez – vous,
peres & meres, que c'eft ce feu divin qui vous
unit, qui fait les délices de vos ménages, de
la fociété & de la nature entiere ; & vous
ceſſerez de le ravir à la connoiſſance de vos
filles, comme un monftre hideux , & de le
regarder vous-mêmes comme le poifon def-
tructeur de toute décence.

L X X I I.

Exhortez donc vos jeunes filles, du moment qu'elles commencent à être formées,
fans diftinction d'âge ni de tempérament,
d'en appeller de leur cœur à leur jugement,
fans mettre l'imagination de moitié dans le
confeil. L'imagination eft un microfcope qui
groffit toujours les objets , fans jamais les
repréfenter fous leur vrai point de vue ; c'eft
un miroir à facettes qui retrace mille fois le
même objet ; c'eft une nappe d'eau fur laquelle
le moindre corps qui l'éfleure trace des cercles qui s'étendent à l'infini. L'imagination,
fans la réflexion, eft le rendez – vous des

illusions & des chimeres où elles se nourris-
sent, se fortifient & pullulent, jusqu'à ce
qu'elles aient produit un monstre qui les dévore. Peres & meres, faites donc connoître
à vos tendres enfans les malheurs des illusions. Vous n'avez qu'un moyen pour cela ;
c'est de leur présenter la vérité au lieu du
mensonge, la réalité au lieu du fantôme ; de
former & d'éclairer de bonne heure leur jugement, pour qu'ils ne puissent pas prendre
l'un pour l'autre. Ecartez loin d'eux tout ce
qui tient à la fiction, & qui ne présente que
des idées gigantesques, dont le seul effet est
de détourner l'attention qui est due aux merveilles de la simple nature. C'est cette simplicité qu'il faut toujours présenter à l'imagination des jeunes gens soutenue par un jugement sain, droit & réfléchi. Leur avidité
& leur pénétration y fera découvrir quelque nouvelle merveille, qui les distraira de
leurs besoins, en occupant leurs cœurs & leurs
desirs. Partagez avec eux leur admiration ;
faites – en des applications qui leur indiquent
la conduite qu'ils doivent tenir, pour ne jamais s'écarter des voies de la nature, qui

ramenent toujours à celle de l'honnêteté &
du devoir.

L X X I I I.

Ne comptez cependant pas tellement fur
les exhortations, que vous vous croyiez dif-
penfés des exemples. Le précepte fans l'exemple eft comme le fon qui vient de loin ; il
frappe fi foiblement l'oreille, qu'elle ne peut
pas diftinguer ce qu'il annonce. Si vous avez
des fréquentations ou des liaifons fufpeétes ;
fi vous tenez des propos libres ; fi vous
avez des manieres indécentes ; fi vous faites
des leétures obfcenes, ne vous retranchez pas
fur le propos trivial : Faites ce que je vous
dis, & ne faites pas ce que je fais. C'eft une
mauvaife raifon, depuis long-tems ufée, qui
n'a de valeur que fur l'efprit des fots & de
ceux qui ne connoiffent pas les droits d'un
efprit éclairé. Vos enfans doivent vous imiter. C'eft à vous à leur donner de bons exemples ; &, quoi que vous difiez, vous perdez
le droit de les réprimander, lorfque vous
leur en donnez de mauvais.

L X X I V.

Je ne prétends pas pour cela vous dire

qu'il faille vivre dans la contrainte, avoir un
ton férieux, un maintien affecté, ni une fé-
vérité outrée ; ce feroit un autre extrême. Il
eft des ufages reçus dans le monde, qui y
portent la gaîté, & qui y entretiennent la
bonne humeur, comme par exemple de fêter
des jeunes perfonnes avec des chanfons, de
leur donner des bouquets, &c. Bien loin de les
défapprouver, c'eft à vous à ajouter à ces gen-
tilleffes, en examinant adroitement fi, dans
le bouquet de votre fille, il ne fe trouveroit
pas un afpic, comme dans le panier de fleurs
de Cléopatre.

L X X V.

Eclairez la conduite de vos enfans ; faites-
en vos amis ; menez-les par-tout avec vous ;
foyez attentifs à leur faire remarquer le bien,
à leur infpirer l'horreur du mal ; partagez avec
eux leurs plaifirs comme leurs travaux ; occupez-vous à les diftraire par des amufemens
innocens de leur âge ; mettez-vous le plus
avant que vous pourrez dans leur confiance ;
vous jouirez de toutes les douceurs de la vie :
vous fortifierez leur fanté, vous exciterez

leur émulation, vous hâterez les progrès de leurs talens, & vous conferverez leurs mœurs. C'eft à ces titres que vous mériterez leur attachement, l'eftime & la vénération publiques.

L X X V I.

Si, malgré votre prudence, vos jeunes gens font quelque écart, n'ajoutez pas mal à mal, en faifant éclater leur faute. Les punitions & les reproches ne fervent qu'à aigrir le cœur & à obftiner l'efprit. Plaignez-les; faites-vous des reproches à vous-mêmes, & repréfentez la faute au coupable avec toute fa noirceur : faites - lui en fentir toutes les conféquences, vous le toucherez, vous l'humilierez, & fon humiliation (1) vous fera un garant affuré de fon repentir.

(1) Faites attention que je ne fuis pas d'avis qu'on humilie les enfans dans le premier âge, parce que l'humiliation ne peut pas produire le même effet que dans celui-ci. J'en dis autant du fommeil. Il faut laiffer dormir les petits enfans tant qu'ils veulent, & le moins poffible les grands, lorfqu'ils font foibles, trop gras & trop humides. En regardant ainfi les chofes de près, vous verrez qu'il n'y a point de contradictions, ni autant de répétitions, qu'il paroît y en avoir dans ce que je dis.

L X X V I I.

Je vous dis de vous faire ces reproches à vous-mêmes, parce que ſi vous aviez ſuivi vos enfans, vous auriez dû prévoir par où ils pouvoient pécher. C'eſt à vous à prévenir leur chûte, non-ſeulement par de ſages précautions qui préſervent leur innocence, mais encore en écartant, par votre préſence & par votre vigilance, les ennemis qui pourroient les attaquer.

L X X V I I I.

C'eſt au commencement de la puberté ſurtout, que la vigilance, eſt néceſſaire. C'eſt pour l'homme le plus beau moment, mais le plus critique de la vie. C'eſt une ſeconde naiſſance, & peut-être eſt-elle plus périlleuſe que la premiere. Peres & meres redoublez d'attention, je vous le répete encore. Juſqu'à ce moment vous n'avez pu perdre qu'un homme à peine ébauché, maintenant vous perdriez un homme parfait. Juſqu'ici vos enfans n'ont vécu que dans le crépuſcule du jour, maintenant ils ſont en plein midi;

la lumiere les offufque. Auffi voyent - ils
différemment, ils entendent différemment,
ils fentent différemment , ils paroiffent
tous neufs dans le monde , le monde leur
paroît tout neuf ; ils ont une nouvelle
vie , une nouvelle action , une nouvelle
faculté & une nouvelle énergie dans toutes
leurs fonctions. Tout leur paroît beau ,
& ils ne font environnés que de dangers.
C'eft la glace depuis long-tems fortie du
creufet qui reçoit fa derniere perfection ; elle
n'en eft que plus fragile. C'eft le bijou forti
de la main de l'ouvrier , que le moindre
foufle, le moindre attouchement ternit. C'eft
à vous qu'il appartient de leur conferver tout
leur luftre.

LXXIX.

Plus une machine eft compliquée , plus
elle eft délicate, plus elle eft parfaite, plus
elle exige de foins. Y en eut-il jamais de plus
merveilleufement compofée que l'homme ?
Confidérez la multiplicité de fes parties , la
diverfité de leurs mouvemens, les différentes
puiffances qui les meuvent, le degré de leur

fenfibilité, l'action de la volonté, le jeu des paffions, le feu qui les anime ; vous comprendrez l'étendue de vos devoirs & la difficulté de les remplir. Prévenez donc de bonne heure les difficultés ; écartez les obftacles ; exercez-vous à la manœuvre, & tâchez de connoître parfaitement le vaiffeau que vous avez à diriger, pour être prêts au moment de l'orage.

L X X X.

Si votre enfant eft grand, vif, fort & robufte, & que fa fanté n'ait pas été notablement altérée dans fes premieres années, attendez-vous qu'il arrivera de bonne heure à la puberté, que fes paffions feront auffi fortes, mais douces & modérées ; s'il eft nerveux, impatient, pétulant, opiniâtre ; fes paffions feront fougueufes, violentes, & fon caractere emporté ; s'il eft maigre, fombre & caché, fon caractere fera infidieux, & fes paffions diffimulées ; s'il eft chétif, débile, trifte & fouffrant, il n'agira que par vous ; c'eft à vous à lui donner une autre exiftence. Si votre fille en fortant, pour ainfi dire, du berceau, eft vive, fémillante, douce & careffante, &c ; elle fera formée de bonne heure & elle ne pourra mal tourner que par votre faute ; Si elle eſt impérieuſe, haute, exigeante ; tenez – vous ſur vos gardes, elle tentera tout pour vous échapper, plutôt que vous ne penſez ; ſi elle eſt moroſe, affectueuſe, ſombre & réſervée ; méfiez-vous de ſa modeſtie & de ſon ſilence affecté ; ſi ſon phyſique a ſouffert dans ſon enfance, ſans que ſon eſprit en paroiſſe altéré ; elle ſera délicate, douce, curieuſe, & en apparence peu avancée : plaignez – là, mais ne ſoyez pas moins attentif à l'obſerver.

L X X X I.

Voilà les objets ſur leſquels votre prévoyance doit s'exercer. Chaque conſtitution, chaque caractere demande une tournure & un ton différent, mais ils exigent tous les mêmes attentions, la même activité, & les mêmes exemples. En ſuivant cette marche, il eſt impoſſible que vous faſſiez des erreurs d'une grande conſéquence.

L X X X I I.

Au moment de la puberté, il y a une

action étonnante dans la nature, tant du côté du phyſique que du moral. Le plus foible, comme le plus fort de vos enfans ſe trouve dans un degré d'énergie ſupérieur à tout ce qu'il a éprouvé juſqu'alors, & à des paſſions difficiles à modérer : c'eſt un torrent plus ou moins fort, auquel il ſeroit dangereux d'oppoſer une digue. Il faut le détourner, le diviſer & lui donner un autre cours ; c'eſt le ſeul moyen de le modérer ſans riſque. Jeter de l'eau ſur un feu violent, c'eſt le concentrer, & le rendre plus violent encore.

L X X X I I I.

Peres & meres, ne vous alarmez donc point ſi vos enfans annoncent des paſſions violentes ; ils ſeront plus parfaits ſi vous ſavez les diriger. Fourniſſez-leur l'aliment qui leur convient, ſelon le tems & les circonſtances ; Il n'y en a point de mauvaiſes. Donnez-leur un libre cours, ſans les laiſſer aller juſqu'à la ſatiété ; elles n'auront jamais l'inconvénient de l'inanition ni de la réplétion, ſi vous ſavez régler le régime qui leur convient.

LXXXIV.

Si votre jeune homme paroît avoir du penchant pour le sexe , tant mieux. Louez son inclination ; elle est noble , elle est dans la nature : mais faites-lui bien comprendre combien il faut réunir de qualités pour plaire, & les talens agréables qu'il doit posséder ; les connoissances qu'il doit acquérir pour se présenter avec grace , pour avoir des manieres nobles & aisées , pour s'exprimer sans embarras, pour se faire écouter sans être rebuté, pour réunir les suffrages enfin , & pour écarter les rivaux. Faites-lui aussi entendre que s'il fait un choix digne de vous & de lui, il ne doit pas s'attendre à triompher sans peine , & que la conquête d'un cœur n'est pas l'affaire d'un moment , quand même il seroit sans concurrent. Il sentira aisément combien il lui importe de connoître l'usage du monde , d'être doux, poli, honnête & agréable ; d'avoir l'esprit orné ; d'être en état de se prêter aux plaisirs de la société , d'avoir une conduite réguliere & le maintien décent ; de savoir chanter avec grace , danser avec précifion , difcuter avec ordre , difcourir en termes choifis, &c. Dès-lors , vous le verrez empreffé à s'appliquer & à faire des efforts incroyables , pour réunir cet enfemble de qualités agréables qui donnent un accès facile dans les cercles , & auprès des perfonnes du fexe qui infpirent la tendreffe & le refpect. La femme eft deftinée pour être la compagne de l'homme, l'homme pour être le foutien de la femme. Que l'un foit donc la premiere récompenfe du mérite de l'autre. En affociant des cœurs purs , vous verrez des unions pures.

L X X X V.

Il en fera de même de celui qui fera fenfible à l'amour – propre, à la réputation , à la gloire, à l'induftrie , aux talens. Chacun fera de fon côté l'impoffible pour fatisfaire fes defirs , par un degré de mérite qui lui affure la fupériorité fur fes rivaux, en réuniffant les fuffrages & les applaudiffemens du public. Dès-lors, vous verrez exceller l'un dans les exercices de force , l'autre dans les exercices d'adreffe , celui-ci dans les produc-

tions ingénieuſes , celui-là dans toutes les
choſes de goût, & tous dans les choſes utiles, qui ne s'allient jamais avec cette incon-
ſéquence & cette conduite découſue , qui
menent à la dépravation des mœurs, ou qui
en ſont la ſuite.

L X X X V I.

Il eſt un moyen ſûr de maîtriſer les paſſions, quelles qu'elles puiſſent être ; c'eſt d'occuper le corps, je le répete encore, & il y va
de l'intérêt du corps comme de celui du cœur
& de l'eſprit. Ceci me donne lieu de faire une
remarque, qu'il eſt étonnant que preſque tous
les hommes n'aient pas encore fait ; c'eſt qu'il
eſt indiſpenſablement néceſſaire , pour la
ſanté, que chacun s'occupe d'un métier méchanique analogue à ſon état , lorſque, par ſa
condition & par ſon rang, il eſt obligé habituellement à une vie ſédentaire, & de captiver ſon eſprit (1).

_____

(1) Lorſque j'ai écrit ceci, je ne me ſuis pas rap-
pellé que J. J. Rouſſeau en fait un précepte dans ſon
Émile.

LXXXVII.

Les perſonnes ſtudieuſes & éclairées, les gens de robe, les gens de lettres, les gens d'affaires, enfin cette nombreuſe claſſe de gens de cabinet qui ne ſont occupés que de recherches, de diſcuſſions, de réflexions & de calculs, &c. paſſent leur vie, ſoit qu'ils travaillent, ou ne travaillent pas, dans une inaction preſque habituelle, qui doit néceſſairement ruiner leur ſanté, parce que tout ce qui eſt orga-niſé a beſoin d'une action étrangere pour ſoutenir l'action naturelle. Quelle reſſource, toutes ces perſonnes, & celles qui ſont vouées à des occupations tranquilles & ſédentaires, ont-elles pour éviter ce danger? La pro-menade; ſoit; mais la promenade n'eſt pas toujours de ſaiſon; elle n'eſt pas à la portée de tout le monde. On ne peut donc ſe diſ-traire des occupations ſérieuſes, que par la la lecture, la converſation ou quelque jeu de ſociété. Ce remede me paroît différer bien peu du mal, s'il n'eſt pas pire. Auſſi arrive-t-il que parmi la plupart des gens de lettres les mieux conſtitués, l'eſprit, faute de relâche,

n'acquiert

n'acquiert jamais une grande énergie; qu'il s'ufe ou fe rebute facilement ; que le corps eft foible , débile , cacochime ; qu'il s'épuife & dépérit promptement. Remarquez la différence qu'il y a parmi les riches , de ceux qui menent une vie active, pénible & laborieufe , d'avec ceux qui vivent dans l'indolence. Remarquez encore que c'eft dans les retraites habituelles, dans cette ftagnation volontaire ou forcée des corps & des efprits des gens du monde , & des jeunes gens trop captivés ou trop diffipés, que fe forgènt ces critiques piquantes, ces fatyres ameres, ces diatribes révoltantes, ces jolis riens qui amufent la moitié du public aux dé-pens de l'autre, ces rêveries , ces idées creufes qui inondent le monde , au grand fcandale des mœurs & de la raifon ; vous fentirez la néceffité d'accorder une jufte mefure d'ac-tion au corps , pour que l'efprit puiffe con-ferver un certain degré d'application. Il n'eft aucun de ces états où il ne fût facile de le diftraire utilement , par quelque ouvrage manuel , fi on y avoit été accoutumé dans la jeuneffe.

F

L X X X V I I I.

Peres & meres, vous m'entendez, j'en
fuis fûr; infpirez donc de bonne heure à
vos enfans le goût de quelque métier ou de
quelque partie de la méchanique, analogue
à leurs difpofitions & à leurs occupations,
qui puiffe diftraire leur efprit, égayer l'imagination, & exercer le corps. La lime, la
fcie, le rabot, l'action du levier & de la
poulie, conviennent à ceux qui ont befoin
d'animer la circulation, & d'acquérir des
forces. Lé cifeau, le tour, le balancier le
font à ceux qui s'occupent de combinaifons &
d'harmonie. Le compas, la regle & l'équerre
à tous ceux qui s'occupent de calculs & de
proportions. Les arts font les enfans des
fciences, & les métiers les petits-enfans.
Ceux qui cultivent ceux-là ne peuvent négliger ceux-ci, ou les méconnoître entiére-
rement, fans paffer pour de mauvais peres.

L X X X I X.

Ne craignez pas de vous trouver au dépourvu, pour exercer également vos jeunes

filles. Indépendamment de la danfe & du volant, qui font les chofes du monde les plus propres pour favorifer la tranfpiration, en foutenant la foupleffe des mufcles, par la variété & la rapidité des mouvemens; tout ce qui eft d'ordre, d'ornement & de décoration peut fort bien s'allier avec leur délicateffe & la médiocrité de leurs forces. Les petits détails d'un parterre, les foins d'un arbriffeau, d'une fimple fleur, peuvent faire une diverfion agréable & utile aux occupations du boudoir. La houlette & l'arrofoir peuvent les occuper auffi utilement que l'aiguille & le fufeau, fans qu'elles courent aucun rifque de gâter leurs belles mains.

L X X X X.

Tel parti que vous preniez, cherchez le grand air & les mouvemens variés, fans craindre les injures du tems. Vous ne fauriez vous mettre à l'abri des influences des faifons & du climat; le moyen le plus fûr eft de vous y accoutumer avec vos enfans, fans les braver, pour n'en être pas incommodés.

L X X X X I.

Fuyez fur – tout la nonchalance & l'inaction. Tout ce qui eft immobile fe roidit, tout ce qui croupit fe corrompt. Evitez l'oifiveté ; vous favez qu'elle eft la mere des vices. Ecartez les réflexions fombres, ne permettez pas les méditations, encore moins la contemplation. Les merveilles de la providence & de la nature font fenfibles ; elles frappent fans ceffe nos fens. Il n'eft pas néceffaire d'élever l'ame jufqu'à l'extafe, pour reconnoître la main du créateur ; tous les êtres font marqués du fceau de fa puiffance. Tout eft digne de votre reconnoiffance, comme de votre admiration.

L X X X X I I.

Le premier devoir de la créature eft de reconnoître l'ordre du créateur, fans oublier les droits de la nature, en rempliffant les devoirs qu'il lui a impofés, felon fon état & fa condition. Il n'y en a point qui difpenfe du travail du corps ; votre vie & votre fanté en dépendent, comme la pureté de vos mœurs, qui y contribuent elles-mêmes plus que vous ne penſez. Qui que vous ſoyiez, quelque rang que vous occupiez, ne mangez-vous pas, ne buvez-vous pas, ne dormez-vous pas? Eh bien! ces fonctions ne peuvent ſe faire réguliérement, qu'autant que votre corps eſt exercé convenablement, ſelon le degré de ſon énergie. Du moment que le corps végete, l'eſprit languit. Les exceptions à cette regle ſont des phénomenes qui ne doivent pas faire loi.

L X X X X I I I.

Il faut donc accoutumer vos filles aux exercices du corps, comme vos garçons, mais les borner à ceux qui ſont néceſſaires pour entretenir leur ſanté, & pour les diſtraire de la vie monotone qu'elles menent. Dès-lors, ces exercices ne doivent pas s'étendre bien loin. La délicateſſe, la foibleſſe de leurs organes ne s'y prêteroient pas, leurs charmes en ſouffriroient; & la diſſipation, qui ſuit l'uſage de la force, qu'elles n'ont pas, leur rendroit inſupportable la retraite à laquelle elles ſemblent être condamnées. Les femmes étant chargées, par état, de tous les soins du ménage, de la premiere éducation des enfans, de la surveillance des domestiques, du bon ordre de la maison; leurs occupations sont naturellement assez variées, & se trouvent parfaitement assorties à leur caractere, à leurs inclinations, à la délicatesse & à la foiblesse de leur constitution, qui exigent & qui comportent plus de prévoyance, plus d'ordre & plus d'adresse, que de force.

L X X X X I V.

En variant ces occupations, qui sont plus sérieuses qu'elles ne le paroissent, quand on les suit avec ordre & avec persévérance, avec les amusemens d'usage & les talens agréables, inséparables d'une bonne éducation, le corps & l'esprit du beau sexe seroient suffisamment exercés, pour acquérir toute l'activité & l'énergie dont ils sont susceptibles.

L X X X X V.

Les filles ayant naturellement plus d'esprit que les garçons, plus d'aptitude, plus de promptitude, plus de fineſſe, plus de ruſe, leur premiere éducation pourroit être la même, ou peu différente. Peut-être auſſi ſeroit-ce le meilleur moyen d'exciter l'émulation des uns & des autres. L'amour-propre n'eſt pas moins vif dans les enfans que dans les adultes. il n'eſt rien dont on ne ſoit capable, quand on eſt animé par cet aiguillon. Il ſeroit donc poſſible de tirer quelque avantage de cette rivalité de l'amour-propre, qui regne naturellement entre les deux ſexes.

L X X X X V I.

Le grand but qu'on doit ſe propoſer dans l'éducation particuliere des filles, eſt de leur donner une ſanté ferme & un caractere ſouple; de les éloigner des minauderies & des petiteſſes ſous leſquelles elles déguiſent leurs goûts, leurs fantaiſies, leurs opinions. Leurs caprices, en ſoumettant inſenſiblement tout ce qui les environne à leur volonté, deviennent le germe de cette aſtuce qu'elles emploient ſi adroitement, quand elles ſavent éviter ces inégalités d'humeur & de caractere, qui les ren-

dent redoutables chez elles & infupporta-
bles dans la fociété.

L X X X X V I I.

C'eft du mauvais état de leur fanté que
dépendent primitivement tous les vices de
leur efprit. Un enfant qui fouffre eft toujours
morne , trifte , exigeant , rechignant & de
mauvaife humeur. Toutes les fois que les fonctions du corps font fenfiblement dérangées ,
l'ame fouffre ; & lorfque l'ame fouffre , tout
l'affecte défagréablement. Les perfonnes du
fexe , fujettes par leur propre conftitution à
mille incommodités , qui leur font prefque naturelles , exigent dans tous les tems des foins
particuliers, pour en prévenir les conféquences
autant qu'il eft poffible.

L X X X X V I I I.

C'eft du pli de la premiere enfance que
dépend tout le fuccès. Si, dans le bas âge, les
petites filles n'ont pas un petit air ouvert, prévenant , une humeur égale , on a beau les
catéchifer ; il en refte toujours quelque tra-

vers dans le caractere, qui, en fe fortifiant avec l'âge, les rend à la fois bizarres, impérieufes, hautaines, dédaigneufes, ou diffimulées; &, du moment qu'elles ont l'art de diffimuler, vous devez vous en méfier à tous les égards : elles vous en impoferont fur tout.

LXXXXIX.

Peres & meres, portez donc toute votre attention fur le phyfique de vos enfans de l'un & de l'autre fexe, depuis le berceau jufqu'à ce qu'ils aient acquis la force de corps. & d'efprit, qui doit leur donner de la confiftance dans le monde. Mefurez toujours vos précautions fur les progrès que le corps fait, la fenfibilité, l'activité, & les qualités dominantes qu'il acquiert, pour prévoir quelles feront les affections de l'ame, les penchans du cœur & les caracteres de l'efprit.

C.

Si votre enfant grandit & fe fortifie dans de juftes proportions; s'il fait conftamment bien toutes fes fonctions; s'il n'éprouve point

de maladie qui altere ſes humeurs, qui affoi-
bliſſe ſes organes ; ſi ſon développement n'eſt
pas retardé par l'abus des remedes, attendez-
vous qu'il arrivera de bonne heure à la puberté, avec des paſſions fortes, décidées &
conſtantes, mais faciles à diriger. Changez
alors de méthode, ſans qu'il y paroiſſe ; occupez-vous eſſentiellement du moral, ſans
ceſſer de vous adreſſer uniquement au phyſique ; en exerçant ſon corps ſelon ſes goûts
& ſes forces, vous diſtrairez aiſément ſon
imagination, ſi vous avez l'attention de la
fixer ſur des objets capables de l'occuper,
ſans la rebuter & ſans l'abſorber; &, par-là,
vous empêcherez le tempérament d'aiguillon-
ner, de ſeconder, ou de l'emporter ſur les
diſpoſitions morales.

C I.

S'il eſt foible, délicat, très-vif & très-
ſenſible, il ſera plus précoce que vous ne
penſez, plus difficile à contenir, & expoſé à
plus de dangers. Soyez encore plus attentifs
à l'éloigner, pour ainſi dire, de lui-même,
& à lui rendre les objets de diſtraction plus

agréables , pour que l'imagination ne prenne point de l'empire fur fon phyfique , auffi facile à émouvoir que prompt à éveiller.

C I I.

S'il eft énergique , fombre , taciturne & réfervé ; confidérez-le comme une fubftance toujours prête à entrer en fermentation , & ne négligez rien pour le calmer d'avance. La premiere explofion faite , vous n'en viendriez plus à bout. Rendez-vous plus gais , plus af-fectueux , plus ouverts , & attachez — vous à mettre dans tout ce qui pourra être fujet de diftraction , quelque chofe , non — feulement d'agréable , mais quelque chofe de piquant qui intéreffe fon imagination en l'égayant, & qui le porte à fe communiquer , par les ap-plaudiffemens qu'il pourra en retirer. Ces applaudiffemens , en enflammant fon amour-propre, le diftrairont. Fourniffez donc un aliment à cet amour-propre , pour avoir meil-leur marché des autres paffions.

C I I I.

S'il eft cacochyme , débile & fouffrant ,

tout votre foin doit être d'animer fon corps
& fon efprit. Ne craignez point ici la fougue
des paffions ; il faut au contraire que vous en
foyiez l'artifan , comme de la force de fon
corps. Compatiffez à fes maux, & foyez toujours de moitié dans tout ce que vous voudrez lui faire faire. Ne cherchez à l'exciter
que par l'exemple des autres , & témoignez-
lui autant de fatisfaction de la feule bonne
volonté, que du fuccès le plus complet. Avec
de la patience & de la perfévérance , vous le
mettrez prefque de niveau avec les autres ;
& , fi vous ne réuffiffez pas à en faire un
athlete & un efprit brillant , très-certainement vous en ferez un bon citoyen , qui fera
peut-être le meilleur appui de votre famille,
& l'exemple des plus grandes vertus dans la
fociété. Je le répete encore , & je ne vous demande pas grace pour mes répétitions ; elles
font inévitables dans la matiere que je traite.

C I V.

Pour réfumer cet article, déja peut-être trop
long, fouvenez-vous , peres & meres, que
lorfque les enfans font parvenus à la puberté,

avec les qualités du corps & de l'efprit qu'ils doivent avoir, leur bonheur, comme le vôtre, dépend uniquement de l'exemple & de l'adreffe à le faire valoir. Sans ces deux moyens, votre puiffance & votre autorité font comme la hache qui peut abattre l'arbre, tandis qu'il ne faut que l'élaguer pour le faire fructifier.

C V.

Souvenez-vous encore qu'il y a infiniment loin de l'art à l'adreffe ; que dans celle - ci il ne doit y avoir rien d'étudié, rien de mefuré, rien d'emprunté ; & que, s'il faut y mettre de la délicateffe, du fimple, & du naturel vis-à-vis de vos garçons, il en faut bien davantage vis-à-vis de vos filles. Quoique faciles à féduire par les apparences, elles ne s'arrêtent pas fi aifément à l'écorce des chofes, fur-tout lorfque ces chofes touchent au fentiment. Leur ame ne s'émeut pas à demi ; une étincelle fuffit pour l'enflammer.

C V I.

C'eft de ce principe que vous devez partir, pour tout prévoir dans les précautions

que vous avez à prendre pour diriger la conduite de vos filles. Ne vous alarmez pas de
leurs incommodités ; avec de la prudence ,
elles ne font pas plus redoutables que les affections morales. Confultez fur celles-là les préceptes que nous avons établis ; chargez-vous de
celles-ci ; ne leur déguifez rien ; fur-tout ne vous
expliquez jamais à demi avec elles , & ne
cherchez pas des détours : cela eft inutile.

« La nature les a douées d'une fagacité
» & d'une pénétration qui leur donnent le
» double avantage de rendre leurs fecrets
» impénétrables & de preffentir les myfteres
» qu'on leur cache. Ne leur demandez jamais
» des aveux ; leur langue n'eft pas faite pour
» les trahir. Confultez leurs yeux, leur teint,
» leurs foupirs , leur air craintif, leur molle
» réfiftance : voilà le langage que la nature leur
» donne pour vous répondre. La bouche dit
» toujours non , & doit le dire ; mais l'accent
» qu'elle y joint n'eft pas toujours le même,
» & cet accent ne fait pas mentir. La femme
» n'a-t-elle pas les mêmes befoins que l'homme,
» fans avoir le même droit de les témoigner?
» Son fort feroit trop cruel , fi , même dans

» les defirs légitimes , elle n'avoit un langage
» équivalent à celui qu'elle n'ofe tenir. Ne lui
» faut-il pas un art de communiquer fes pen-
» chans fans les découvrir ? De quelle adreffe
» n'a-t-elle pas befoin pour faire qu'on lui
» dérobe ce qu'elle brûle d'accorder ? Com-
» bien ne lui importe-il point d'apprendre à
» toucher le cœur de l'homme , fans paroître
» fonger à lui ? »

Je ne m'étendrai pas davantage fur ce fujet. Confultez J. J. Rouffeau, qui l'a traité avec
le plus grand foin dans fon Émile. C'eft de
lui que j'ai emprunté ces dernieres paroles,
dont il a pris lui-même l'idée dans Virgile (1).

Je l'ai peu cité , parce que j'aurois dû le
citer trop fouvent. Quoique ma façon de penfer foit différente de la fienne fur quelques
points , je crois que fes maximes n'en font
pas moins bonnes à fuivre , en les accom-
modant néanmoins aux circonftances. Cet
auteur , célebre à tant de titres , peintre encore plus habile que grand philofophe , à

---

(1) Malo me Galathea petit lafciva puella ,
Et fugit ad falices et fe cupit antè videri.
ELEG. III.

force de vouloir rendre l'homme fimple , le met au – deffous de l'homme ; & à force de vouloit le rendre parfait , il le met au-deffus de l'humanité ; mais par-tout il peint les devoirs des peres & des meres avec une force & une vérité difficiles à imiter, fur-tout dans le beau difcours adreffé à Sophie par fon pere. J'y trouve des preuves fi évidentes de de tout ce que j'ai avancé , que je vais le tranfcrire en entier , pour terminer cet article.

« Sophie , vous voilà grande fille , & ce » n'eft pas pour l'être toujours qu'on le de- » vient. Nous voulons que vous foyiez heu- » reufe ; c'eft pour nous que nous le voulons , » parce que notre bonheur dépend du vôtre. » Le bonheur d'une honnête fille eft de faire » le bonheur d'un honnête homme ; il faut » donc penfer à vous marier ; il y faut pen- » fer de bonne heure : car du mariage dé- » pend le fort de la vie , & l'on n'a jamais » trop de tems pour y penfer.

» Rien n'eft plus difficile que le choix d'un bon » mari , fi ce n'eft peut-être celui d'une bonne » femme. Sophie , vous ferez cette femme

rare ,

» rare, vous ferez la gloire de notre vie &
» le bonheur de nos vieux jours ; mais de
» quelque mérite que vous foyiez pourvue,
» la terre ne manque point d'hommes qui en
» ont encore plus que vous. Il n'y en a pas
» un qui ne dût s'honorer de vous obtenir ;
» il y en a beaucoup qui vous honoreroient
» davantage. Dans ce nombre, il s'agit d'en
» trouver un qui vous convienne, de le con-
» noître, & de vous faire connoître à lui.

» Le plus grand bonheur du mariage dé-
» pend de tant de convenances, que c'eft une
» folie de les vouloir toutes raffembler. Il
» faut d'abord s'affurer des plus importantes ;
» quand les autres s'y trouvent, on s'en pré-
» vaut ; quand elles manquent, on s'en paffe.
» Le bonheur parfait n'eft pas fur la terre ;
» mais le plus grand des malheurs, & celui
» qu'on peut toujours éviter, eft d'être mal-
» heureux par fa faute.

» Il y a des convenances naturelles, il y
» en a d'inftitution, il y en a qui ne tiennent
» qu'à l'opinion feule. Les parens font juges
» des deux dernieres efpeces ; les enfans feuls
» le font de la premiere. Dans les mariages

» qui fe font par l'autorité des peres , on fe
» regle uniquement fur les convenances d'inf-
» titution & d'opinion ; ce ne font pas les
» perfonnes qu'on marie, ce font les condi-
» tions & les biens. Mais tout cela peut chan-
» ger , les perfonnes feules reftent toujours ;
» elles fe portent par-tout avec elles : en dé-
» pit de la fortune , ce n'eft que par les rap-
» ports perfonnels qu'un mariage peut être
» heureux ou malheureux.

» Votre mere étoit de condition ; j'étois
» richè : voilà les feules confidérations qui
» porterent nos parens à nous unir. J'ai perdu
» mes biens, elle a perdu fon nom ; oubliée
» de fa famille, que lui fert aujourd'hui d'être
» née demoifelle ? Dans nos défaftres , l'u-
» nion de nos cœurs nous a confolés de tout ;
» la conformité de nos goûts nous a fait
» choifir cette retraite : nous y vivons heu-
» reux dans la pauvreté ; nous nous tenons
» lieu de tout l'un à l'autre. Sophie eft notre
» tréfor commun ; nous béniffons le ciel de
» nous avoir donné celui-là , & de nous avoir
» ôté tout le refte. Voyez , mon enfant, où
» nous a conduit la providence ! Les conve-

» nances qui nous firent marier font évanouies;
» nous ne sommes heureux que par celles que
» l'on compte pour rien.

   » C'est aux époux à s'assortir. Le penchant
» mutuel doit être leur premier lien ; leurs
» yeux, leurs cœurs doivent être leurs pre-
» miers guides : car comme leur premier de-
» voir étant unis, est de s'aimer, & qu'ai-
» mer ou n'aimer pas ne dépend point de
» nous-mêmes, ce devoir en emporte né-
» cessairement un autre, qui est de commen-
» cer par s'aimer avant de s'unir. C'est-là le
» droit de la nature que rien ne peut abro-
» ger : ceux qui l'ont gênée par tant de loix
» civiles, ont eu plus d'égard à l'ordre ap-
» parent qu'au bonheur du mariage & aux
» mœurs des citoyens. Vous voyez, ma So-
» phie, que nous ne vous prêchons pas une
» morale difficile ; elle ne tend qu'à vous
» rendre maîtresse de vous-même, & à nous
» en rapporter à vous sur le choix de votre
» époux.

   » Après vous avoir dit nos raisons pour
» vous laisser une entiere liberté, il est juste
» de vous parler aussi des vôtres pour en user

» avec fageffe. Ma fille, vous êtes bonne &
» raifonnable, vous avez de la droiture &
» de la piété, vous avez les talens qui con-
» viennent à d'honnêtes femmes, & vous
» n'êtes pas dépourvue d'agrémens; mais vous
» êtes pauvre ; vous avez les biens les plus
» eftimables, & vous manquez de ceux qu'on
» eftime le plus. N'afpirez donc qu'à ce que
» vous pouvez obtenir, & réglez votre am-
» bition, non fur vos jugemens ni fur les nô-
» tres, mais fur l'opinion des hommes. S'il
» n'étoit queftion que d'une égalité de mé-
» rite, j'ignore à quoi je devrois borner vos
» efpérances ; mais ne les élevez point au-
» deffus de votre fortune, & n'oubliez pas
» qu'elle eft au plus bas rang. Bien qu'un
» homme digne de vous ne compte pas cette
» inégalité pour un obftacle, vous devez faire
» alors ce qu'il ne fera pas : Sophie doit imi-
» ter fa mere, & n'entrer que dans une fa-
» mille qui s'honore d'elle. Vous n'avez point
» vu notre opulence, vous êtes née durant
» notre pauvreté ; vous nous la rendez douce,
» & vous la partagez fans peine. Croyez-
» moi, Sophie, ne cherchez point des biens

» dont nous bénissons le ciel de nous avoir
» délivrés ; nous n'avons goûté le bonheur
» qu'après avoir perdu la richesse.

» Vous êtes trop aimable pour ne plaire à
» personne , & votre misere n'est pas telle
» qu'un honnête homme se trouve embarrassé
» de vous. Vous serez recherchée , & vous
» pourrez l'être de gens qui ne vous vaudront
» pas. S'ils se montroient à vous tels qu'ils
» sont , vous les estimeriez ce qu'ils valent,
» tout leur faste ne vous en imposeroit pas
» long-tems ; mais quoique vous ayiez le ju-
» gement bon , & que vous vous connoissiez
» en mérite , vous manquez d'expérience , &
» vous ignorez jusqu'où les hommes peuvent
» se contrefaire. Uu fourbe adroit peut étu-
» dier vos goûts pour vous séduire , & fein-
» dre auprès de vous des vertus qu'il
» n'aura point. Il vous perdroit , Sophie ,
» avant que vous vous en fussiez apperçue, &
» vous ne connoîtriez votre erreur que pour
» la pleurer. Le plus dangereux de tous les
» piéges , & le seul que la raison ne peut
» éviter , est celui des sens. Si jamais vous

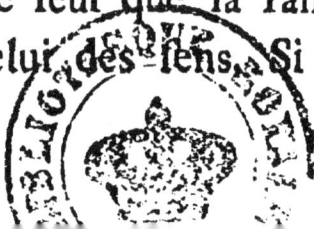

G iij

» avez le malheur d'y tomber, vous ne verrez
» plus qu'illufions & chimeres ; vos yeux fe
» fafcineront ; votre jugement fe troublera ;
» votre volonté fera corrompue ; votre erreur
» même vous fera chere ; &, quand vous fe-
» riez en état de la connoître, vous n'en vou-
» driez pas revenir. Ma fille, c'eft à la raifon
» de Sophie que je vous livre ; je ne vous li-
» vre point au penchant de fon cœur. Tant
» que vous ferez de fang froid, reftez votre
» propre juge ; mais fitôt que vous aimerez,
» rendez à votre mere le foin de vous.

   » Je vous propofe un accord, qui vous
» marque notre eftime & rétabliffe entre nous
» l'ordre naturel. Les parens choififfent l'é-
» poux de leur fille, & ne la confultent que
» pour la forme ; tel eft l'ufage. Nous ferons
» entre nous tout le contraire ; vous choifirez,
» & nous ferons confultés. Ufez de votre
» droit, Sophie ; ufez-en librement & fa-
» gement. L'époux qui vous convient doit
» être de votre choix & non pas du nôtre ;
» mais c'eft à nous de juger fi vous ne vous
» trompez pas fur les convenances, & fi,

» fans le favoir , vous ne faites point autre
» chofe que ce que vous voulez. La naiffance,
» les biens , le rang, l'opinion, n'entreront
» pour rien dans nos raifons. Prenez un hon-
» nête homme dont la perfonne vous plaife
» & dont le caractere vous convienne ; quel
» qu'il foit d'ailleurs , nous l'acceptons pour
» gendre. Son bien fera toujours affez grand ,
» s'il a des bras , des mœurs , & qu'il aime
» fa famille. Son rang fera toujours affez
» illuftre , s'il l'ennoblit par la vertu. Quand
» toute la terre nous blâmeroit ; qu'importe ?
» nous ne cherchons pas l'approbation publi-
» que ; il nous fuffit de votre bonheur. »

Peres & meres, voilà le modele du langage que vous devez tenir à vos filles. Si
vous les inftruifez fur leur deftinée, elles n'a-
bandonneront plus leur imagination à de
vaines fpéculations , pour connoître la caufe
des defirs qui les tourmentent & qui les con-
fument. Si vous leur infpirez de la confiance
pour vous les communiquer, elles ne mettront
plus leur efprit à la torture pour les déguifer,
en les enveloppant du voile du myftere ; pour

les nourrir en fecret , ni pour chercher les moyens de s'en diftraire, ou de les fatisfaire par des lectures fufpectes, ni par des pratiques fourdes encore plus dangereufes. Si vous leur dites toujours la vérité , elles ne chercheront plus, dans ces modeles de perfection roma-nefque, les qualités de ceux qui doivent par-tager leur fort ; & leur cœur ne s'attachera plus à des objets fantafques, qui ne font que l'image du menfonge & des erreurs d'une ima-gination échauffée. Si elles trouvent de la fa-tisfaction à s'entretenir avec vous de leurs goûts, de leurs penchans, de leurs inclina-tions, en un mot de toutes leurs affections, parfaitement tranquilles fur le foin que vous prendrez de faire un choix digne d'elles, elles ne s'occuperont plus que des moyens de faire leur bonheur, en affurant le vôtre.

Si vous en agiffez de même avec vos jeunes gens ; fi vous les prévenez de bonne heure qu'ils font dans l'ordre de la nature & de la fociété , pour être dans la fuite ce que vous êtes ; fi vous leur dites qu'ils auront les mê-mes devoirs à remplir ; fi vous leur faites bien fentir que les exemples & les leçons que vous leur donnez, ne font que le germe des femences qu'ils doivent cultiver à leur tour, vous les verrez empreffés à vous imiter & à renchérir fur vos vertus, pour les tranfmettre à leurs enfans. En honorant avec eux votre mémoire, par la pratique de ces vertus, ils rendront la leur encore plus chere à la poftérité.

En élevant ainfi des enfans avec cette fageffe & cette prudence, il eft impoffible que vous n'en faffiez pas des hommes auffi raifonnables, auffi vertueux, auffi judicieux, auffi éclairés, que fains, robuftes & vigoureux. Tout fe polit, tout fe perfectionne par les foins & par la culture ; & l'on prétend, avec raifon, que l'habitude eft une feconde nature: or, l'éducation n'eft qu'une habitude raifonnée. Si elle ne réuffit pas également bien fur tous les individus, elle réuffit plus ou moins fur les efpeces. Avec les mêmes attentions, elles parviennent toutes à un certain degré de perfection, chacune felon fa conftitution ; mais chacune exige toujours de nouveaux foins pour la conferver dans fon intégrité.

Après avoir indiqué, confomément à cette opinion les moyens de donner à l'homme toutes les qualités du corps & de l'efprit qu'il peut avoir, il nous refte à nous occuper du foin de le conferver auffi dans le degré d'intégrité & de perfection que fa fragilité comporte. C'eft le fujet de l'article fuivant.

> Peres, de vos enfans guidez le premier âge,
> Ne forcez point leur goût, mais dirígez leurs pas;
> Cultivez leurs talens, leur efprit, leur courage;
> On AIDE (1) la nature, on ne la change pas.
>
> JOURNAL DE PARIS.

---

(1) AIDE, au lieu de CONDUIT, qui eft dans l'original.

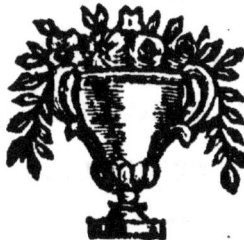

MOYENS

De conferver & d'entretenir la Santé des Jeunes
Gens de l'un & de l'autre Sexe, après la Puberté; de leur faire acquérir toute la force &
l'énergie dont ils font fufceptibles ; de les
mettre à l'abri des remedes, & de rendre
ceux-ci efficaces , lorfqu'ils font inévitables.

Fuge medicos & medicamenta , fi vis effe falvus. Hoffman.
Non vivere , fed valere vita eft. Langius.

LES mêmes moyens qui fervent à former
une bonne conftitution, fervent également à
conferver & à entretenir la fanté & la vie;
& ces moyens confiftent, felon Hippocrate,
dans la jufte mefure d'alimens & de travail
qui convient à chaque conftitution. Je pourrois terminer ici cet article, en renvoyant le
lecteur à ce que cet homme divin & beaucoup d'auteurs de tous les pays ont écrit,
après lui, fur ce fujet ; mais comme je le

préfente fous un nouveau point de vue , en l'appliquant , plus directement qu'on ne l'a fait, à une époque particuliere de la vie, je ne puis pas me difpenfer d'entrer dans quelques détails : ils font ici néceffaires.

La puberté eft la plénitude de la vie ; mais elle n'eft pas la plénitude de la force. L'action , la vivacité & le feu de la jeuneffe, tiennent plus à la mobilité & à la fenfibilité des parties , qu'à leur fermeté & à leur énergie. Les jeunes gens, ordinairement fort fluets, font plus fouples , plus agiles , plus leftes & plus prompts que robuftes & vigoureux. La vigueur ne s'acquiert que par le travail & par l'exercice habituel de toutes les parties. Cet exercice, en entretenant leur foupleffe , y attire une plus grande quantité d'efprits & de fucs , & produit un degré de chaleur qui perfectionne les humeurs , tandis qu'elle leur donne à elles-mêmes la tenfion , le ton ou le reffort d'où dépend cette énergie qui conftitue la force. Ce reffort s'accroît en proportion de la fermeté & de la confiftance que les folides acquierent fucceffivement, felon la trempe & les difpofitions particulieres du tempérament. De-là vient la différence des forces dans les différentes constitutions ; & cette différence dépend de la circulation, autant qu'elle y contribue : c'est-à-dire, que la force du corps est l'effet & la cause de la circulation. Je m'explique encore, & j'emprunte les paroles du docteur Mackensie, qui a rendu mon idée de la maniere la plus claire & la plus précise dans son Histoire de la santé, à l'article de la circulation, qui est conçu en ces termes.

« Quand la circulation se fait naturelle-
» ment avec vigueur & avec force , le
» corps prend un tempérament habituellement
» chaud ; quand elle est foible & languis-
» sante, sa constitution devient froide. Quand
» le tissu des solides qui concourent à cette
» circulation, est compacte & ferme, la cons-
» titution est forte à proportion : quand il
» est lâche & délicat , elle est foible & lan-
» guissante. Quand la bile ou le phlegme pré-
» dominent dans nos fluides , notre com-
» plexion s'y assortit ; elle est bilieuse ou
» phlegmatique. Ainsi , de la différente vî-
» tesse dont le sang circule au-dedans de nous,

» du différent degré de confiftance & de force
» qu'a le tiffu dont nos folides font faits , &
» de la différente mixture qui entre dans la
» compofition de nos fluides ; de ces trois
» chofes réfulte l'*idiofyncrafie* , cette dif-
» pofition particuliere qui fait qu'à tant d'é-
» gards ce qui eft fain aux uns , eft perni-
» cieux aux autres ; ou même que, par rap-
» port à la même perfonne, ce qui lui con-
» vient dans un tems , lui fait tout le mal
» poffible dans un autre.

» Je n'ajoute qu'un mot ; c'eft que cette
» circulation, qui eft le principe de la vie
» humaine & qui en conferve toute la vi-
» gueur , doit à la fin, par une fuite nécef-
» faire de notre méchanifme , fe déranger
» & détruire notre vie animale, à la longue
» & par un effet inévitable du frottement des
» parties de nos corps les unes contre les
» autres. Les fibres qui le compofent fe roi-
» diffent & perdent leur reffort ; les gros
» vaiffeaux fe durciffent ; les petits s'étré-
» ciffent de plus en plus & s'obftruent ; le
» corps fe ride par-tout ; les fluides n'y cou-
» lent qu'avec langueur , & au bout d'un tems

» ils s'arrêtent. Ce font ces caufes réunies
» qui peu-à-peu amenent la vieilleffe & hâ-
» tent la mort, dans les uns un peu plutôt,
» dans les autres un peu plus tard, felon que
» les parties fe font ufées infenfiblement au fein
» d'une vie tranquille, fobre, modérée; ou
» avec violence au milieu des excès de la
» débauche & des mouvemens impétueux des
» paffions. »

Voilà toute l'hiftoire de la vie & de la
fanté en abrégé. L'une & l'autre dépendent
en tous points de la circulation ; & cette
action merveilleufe, ou pour mieux dire, la
plus grande des merveilles de la nature, tire
toute fon activité de l'état des parties folides,
& la leur rend dans les mêmes proportions.
Il ne faut donc que veiler fur cette grande
action, & la foutenir dans le jufte degré qui
convient à chaque individu, pour conferver
& pour entretenir fa vie & fa fanté dans le
meilleur état poffible. Les moyens en font
fimples & faciles à trouver : ils font dans
la nature ; il n'eft queftion que de les employer
avec mefure, avec prudence & dans un tems
convenable. Or, il n'y en a point de plus

favorable que celui de la jeuneſſe, pour mettre dans de juſtes rapports entre elles toutes les parties qui doivent concourir à cette fonction eſſentielle, qui peut ſeule donner au corps toute l'énergie, la force & la conſiſtance dont il eſt ſuſceptible, & le rendre moins acceſſible à toutes les cauſes nuiſibles & deſtructives.

Les jeunes gens, parvenus à la puberté, ſont comme les fruits qui ont acquis toute leur groſſeur. Ceux-ci ont beſoin d'un plus grand degré de chaleur pour arriver à la maturité. Si la chaleur eſt trop forte, ils avortent, ſechent, durciſſent & tombent; ſi elle ne l'eſt pas aſſez, ils reſtent verts, coriaces, fades, pleins de ſucs aqueux, ſans goût, ſans ſaveur. Dans l'un & dans l'autre cas, ils s'altèrent de tant de manieres, qu'il n'eſt pas poſſible de les conſerver, & qu'ils deviennent inutiles ou nuiſibles. Leur perfection & leurs qualités dépendent eſſentiellement du degré de température qui convient à chacun, ſelon ſon eſpece, ſa délicateſſe & ſa conſiſtance.

Il en eſt de même des jeunes gens. Lorſque

toutes

toutes leurs parties font parfaitement dé-
velopées, il leur faut un degré d'action proportionné pour leur donner l'énergie, la
force & la vigueur que leur complexion comporte. Trop d'action les épuife, les énerve
& les détruit ; trop peu d'action les rend lâ-
ches, foibles, languiffans & incapables des
fonctions auxquelles ils font deftinés. Il y a
plus, c'eft qu'il réfulte de ces deux excès oppofés une fuite de maux qui alterent, changent ou détruifent leur conftitution, par eux-
mêmes, ou par la multitude des remedes qu'ils
exigent. Dans l'un & dans l'autre cas, dès
que la nature a reçu un échec affez fenfible
pour être remarqué, il ne faut plus efpérer
de la rétablir entiérement dans fes droits ;
tous les foins font fuperflus : il ne peut refter
après cela que des hommes imparfaits, peu
utiles à la fociété, & fouvent à charge à eux-
mêmes & aux autres.

Profitez donc du moment où la nature fe
prête à tout, où l'efprit, auffi vif que le corps
eft fouple, ont l'un & l'autre une égale aptitude pour fe plier, pour s'étendre & pour
obéir aux différentes impreffions qu'ils reçoi-

vent. Il n'eſt qu'un tems pour développer
toutes les qualités des productions naturelles,
& pour les porter au degré de perfection
qu'elles peuvent acquérir, c'eſt celui de la
fermentation. C'eſt alors qu'il ſe fait dans tous
les mixtes un mouvement inteſtin qui les dé-
pouille de tout ce qu'ils ont de groſſier &
d'impur, qui en rapproche les principes, qui
les combine & les aſſortit ſi bien, qu'il en
réſulte un tout homogene d'un genre particulier. Dès-lors, ce tout n'acquiert plus de
qualités ; mais elles deviennent plus ſenſibles par un plus grand rapprochement, par
une liaiſon plus intime des parties, juſqu'à
ce qu'elles viennent à ſe déſunir par d'autres
mouvemens, qui les uſent & qui les décom-
poſent inſenſiblement.

Peut-être ce qui ſe paſſe dans l'homme dans
le tems de la puberté n'eſt-il pas bien différent de ce qui ſe paſſe dans ces ſubſtances,
dont les parties groſſieres ne ſervent que d'en-
veloppe aux parties les plus ſubtiles, que nous
appellons eſprit. Ce qu'il y a de certain, c'eſt
que dans chaque être il y a un travail particulier de toutes ſes parties, qui tend à les aſſi-

miler , à les concilier , à les affortir entre
elles , de maniere qu'elles le montrent avec
tous fes avantages. Peut-être auffi que ce travail eft abfolument différent dans les êtres
organifés & fenfibles ; & c'eft par cette raifon-
là même que l'art doit venir au fecours de
la nature. Réuniffez donc les efforts de l'un
& de l'autre pour la perfection de l'homme,
qui eft de tous les êtres le plus merveilleufement organifé. Il n'eft point de moment plus
favorable que celui de la jeuneffe.

Après la puberté , le corps ne croît plus ,
ou que très-peu ; il groffit , & cela doit être.
Les liquides pouffés avec beaucoup de force
par l'action du cœur , trouvant trop de réfiftance de la part des fibres des extrémités
qui ne peuvent plus s'allonger , réagiffent fur
le centre , dilatent le calibre des vaiffeaux &
donnent plus d'action aux vifceres. Les jeunes
gens , bien conftitués & bien portans , éprouvent alors un degré de chaleur qui anime
toutes les fonctions , fur-tout celles de l'eftomac. Ils ont communément grand appétit ; ils
mangent beaucoup ; ils digérent promptement ; ils ont le fommeil facile & profond.

Le nouveau chyle, en tempérant les humeurs
& en calmant la circulation , relâche tout-
à-coup les folides , & provoque par - là au
fommeil. Si on le combat , quelque chofe
qu'on faffe , on refte au moins quelque tems
dans une forte de nonchalance , de ftupeur
ou d'engourdiffement , qui équivaut au fommeil. Peut-être même eft-il plus nuifible ; car
il en réfulte ordinairement un mal-être qui
diminue , retarde ou empêche les fécrétions
& les excrétions , & qui par conféquent
ajoute à la gêne , à l'inaction & au relâchement des folides. De - là , ces jeunes gens
prennent rapidement un degré d'embonpoint
qui les rend lourds , maffifs , toujours groffiers , & quelquefois difformes & ftupides.

Le contraire arrive, s'ils font trop peu ou
mal nourris. Le même degré de chaleur, que
rien ne tempere & que fouvent les alimens
de mauvaife qualité augmentent , échauffe les
humeurs. Si on ne change pas le régime , elles
s'épaififfent , parce que cet excès de chaleur
en confume la partie la plus fluide , ou les
fait paffer peu-à-peu à un degré d'*alkalefcence*
qui les appauvrit , les divife & les décom-

pofe. Dès-lors, non–feulement elles ne font plus propres à la nutrition ; mais encore elles attaquent les folides, elles les atténuent, elles les irritent, elles les crifpent, elles les féchent, elles les corrodent enfin ; &, fi elles ne les détruifent pas entiérement, elles mettent au moins un fi grand défordre dans toutes les fonctions, qu'il n'eft plus poffible de les ré-tablir dans le premier état.

Voilà la grande çaufe de la foibleffe, de la langueur & des maladies prefque habituelles qu'on remarque fi généralement parmi le peuple, qui naît, qui vit & qui meurt dans la pauvreté & dans la mifere. A voir la frêle conftitution d'une multitude d'individus de cette claffe, leur mince ftructure, leurs dif-formités, leurs membres grêles, mutilés ou diverfement contournés, leur figure have & hideufe & tout leur enfemble fi chétif, on diroit que la nature eft auffi pauvre chez eux, qu'ils le font eux – mêmes.

En comparant les effets de la difette & de l'abondance, de la bonne & de la mauvaife nourriture, & en les fuivant jufqu'aux extrê-mes de part & d'autre, il feroit bien difficile

de décider quels font ceux qui ont le plus de
défavantages pour la fanté.

Les fuites de la mauvaife nourriture & de
l'inanition font périr peu-à-peu, fans jamais
avoir vécu. Les fuites de la bonne chere &
de la réplétion rendent prefque nul & font
périr violemment. Lequel des deux vaut mieux?
Si nous confultions un glouton, la queftion
feroit très-certainement décidée ; je préfume
même qu'en la propofant en général il auroit
la pluralité des fuffrages. Quant à moi, je
crois que, pour l'efpece, les effets de l'inanition font d'une bien plus grande conféquence que ceux de la réplétion, parce que
la force & la puiffance des états dépendent
de la multitude, de fa force & de fa fanté ;
& qu'au contraire les fuites de la réplétion font
plus dangereufes pour l'individu, parce qu'elles
font la caufe des maladies les plus graves, les
plus difficiles à vaincre, & les moins faciles
à prévenir, tandis qu'il eft auffi facile de prévoir que de remédier à celles de l'inanition,
lorfqu'on s'y prend de bonne heure. Exami-
nons donc d'un peu plus près la marche de
la réplétion.

Lorſque les ſucs ſurabondans de la nutrition, qui ſervoient jadis à l'extenſion des
parties ſolides, & qui déſormais doivent ſervir à les fortifier, ſe feront accumulés, qu'ils
auront épaiſſi toutes les humeurs, empâté tous
les viſceres, groſſi les articulations, relâché
les ligamens & les capſules, infiltré toutes les
fibres, le ſentiment ſera néceſſairement
émouſſé. Tous vos efforts ſeront alors inutiles, ou n'auront que peu de ſuccès. Le corps
& l'eſprit n'obéiront plus : les fonctions de
l'un ſeront auſſi lentes & auſſi irréguliéres,
que les opérations de l'autre ſeront bornées ;
& l'homme ne ſera qu'un être groſſier, peu
différent d'un automate.

Maintenant, ſi on ajoute à cet apperçu
l'infinie variété de maladies & d'accidens,
qui peuvent naître de toutes ces cauſes de la
pléthore, je crois que la queſtion ſera aſſez
éclaircie, & que la conſéquence naturelle, à
laquelle la prudence doit conduire, eſt la né-
ceſſité d'éviter les excès de part & d'autre.

Prévénez donc les effets de l'inanition, plus
encore ceux de la ſurabondance des humeurs,
il ne vous faut pour cela qu'une juſte meſure

d'alimens & de travail. Celui de tous les hommes qui a le mieux connu la nature vous indique ces moyens comme infaillibles. Tous
ceux de ſes ſucceſſeurs, qui ont ſu apprécier
ſes maximes, vous y exhortent. Profitez de la
leçon. Nourriſſezbien la jeuneſſe ; mais occu-
pez-la ſans ceſſe ; exercez-la habituellement,
ſelon le degré de ſes forces ; ne laiſſez aucune
partie dans l'inaction ; variez-en les mouvemens, vous ajouterez la ſoupleſſe, l'adreſſe,
l'aptitude & l'eſprit à la ſanté, à la force & à
la vigueur, & vous éviterez la plupart des
cauſes des maladies.

Il ne faut pas croire, comme on le ſuppoſe trop ſouvent, que les maux les plus ordinaires qui affligent l'humanité, ſur-tout dans
la jeuneſſe, dépendent de cauſes étrangeres
& bien extraordinaires. Ces cauſes ſont en
nous-mêmes ; elles dépendent uniquement de
notre propre conſtitution, ou d'une infinité de
circonſtances accidentelles qui en ſont inſéparables. J'ai déja fait remarquer que de la maniere dont nous ſommes organiſés, il eſt impoſſible que nous ne ſoyions pas expoſés à
chaque inſtant à quelque dérangement plus ou

moins fenfible, qui naît de l'action réciproque
des folides fur les fluides. J'ai fait voir que
cette caufe étoit la plus générale dans la jeuneffe, & que, lors même qu'elle eft fecondée par d'autres caufes acceffoires, celle - ci
étoit prefque toujours la déterminante. C'eft
par conféquent principalement à cette caufe
qu'il faut diriger les foins curatifs, comme les
préfervatifs, fans cependant en négliger aucune de célles qui peuvent concourir avec
elle ou l'aggraver.

Je perfifte dans cette opinion, & je me
perfuade que non - feulement la plupart des
maladies de la jeuneffe dépendent des caufes
qui naiffent du défaut d'équilibre & d'harmonie, ou de quelque excès dans les rapports
des folides & des fluides ; mais encore que
les caufes étrangeres feroient fouvent fans effet, fi elles n'étoient pas fecondées par les
premieres qui tiennent à l'organifation. Je
fuis également perfuadé qu'en employant avec
difcernement & avec prudence les reffources
de la nature, il feroit non-feulement facile de
prévenir les effets des unes & des autres & d'y
remédier; mais encore de rendre les jeunes gens

inacceffibles à la plupart de ces caufes, fi on les conduifoit, comme il convient, conformément à leur conftitution.

Je n'ignore pas que ces caufes peuvent être compliquées comme les maladies. Je n'ignore pas que les caufes morales agiffent fouvent bien plus vivement que les matérielles ; je ne me diffimule même pas que la vivacité de la jeuneffe ajoute infiniment à l'intenfité des unes & des autres. Ces motifs fontils fuffifans pour infirmer mes raifons ? Je conçois tous les obftacles qui peuvent naître de la grande abondance d'humeurs qu'il y a dans la jeuneffe, de la grande agitation dans laquelle elles font fouvent à raifon de l'extrême fenfibilité & du reffort des folides, des alternatives qu'elles éprouvent par le paffage fubit du mouvement au repos & d'autres excès également oppofés. Que conclure de-là ? Que cela ajoute infiniment aux difficultés, j'en conviens. Je crois cependant qu'on donne beaucoup trop à l'influence des caufes, & trop peu aux difpofitions particulieres des fujets. Je crois encore que cette préférence vient de la connoiffance peu exacte, ou du peu d'attention qu'on fait aux fignes des maladies pour en apprécier la valeur. Sans m'arrêter à cette queftion, je prévois toutes les difcuffions qui peuvent en réfulter aujourd'hui en médecine, à l'occafion de l'opinion de M. *Retz*, qui reftreint infiniment (1) les caufes des épidémies, tandis que des compagnies favantes s'efforcent de les multiplier. Ces compagnies euffent-elles raifon, je n'en ferois pas moins perfuadé que, fi on excepte les caufes extrêmes que j'appelle pour ce moment les caufes *deftructives*, telles que font celles qui viennent des miafmes contagieux ; par exemple, ceux de la petite vérole, des fievres putrides & malignes, des maladies vénériennes, du cancer, de la gangrene, de la rage, de la pefte, &c., il y en a infiniment peu qu'on ne puiffe prévenir ou vaincre, par les feuls efforts de la nature bien dirigée.

Je dis plus, & j'ajoute que parmi le grand nombre de caufes qui font infurmontables par l'art, il y en a beaucoup qui peuvent être furmontées par la nature toute feule, & qu'au

_____

(1) Dans fon précis des maladies de Rochefort & ailleurs.

contraire parmi celles qui font infurmontables par la nature, il n'y en a pas une qui
puiffe être furmontée par l'art.

J'ajoute enfin, ce qu'on ne me conteftera
pas fans doute, qu'il n'eft pas rare de voir la
nature triompher tout à-la-fois de la caufe,
du mal, & des obftacles de l'art même ; tandis que l'art eft conftamment infidele, lorfqu'il n'eft pas fecondé par la nature. Il eft donc
indifpenfable de recourir toujours à la nature,
de connoître fes deffeins, & de voir ce qu'elle
peut par elle – même avant d'employer l'art.
C'eft fur-tout dans la jeuneffe que cette regle
doit être inviolable. Suivons les jeunes gens,
nos preuves fe multiplieront, ou fe fortifie-
ront par l'expofé même des faits.

Après la puberté, les jeunes gens de l'un & de
l'autre fexe fe partagent en deux claffes. Les uns
font grands, bien conftitués, bien faits, bien
portans, pleins de feu, d'action & d'énergie ;
les autres font petits, peu formés, foibles,
délicats & rarement exempts de quelque dérangement dans les fonctions. Il eft facile de
voir, par tout ce que j'ai dit jufqu'ici, que
les uns & les autres doivent être expofés

par leur propre conftitution à des maladies également dangereufes par elles-mêmes, ou par leurs fuites ; les premiers aux maladies aigues, les feconds aux maladies chroniques.

Pour apprécier au jufte les inconvéniens qui peuvent réfulter de ces difpofitions de la conftitution humaine, il faut en juger & en raifonner comme de l'opulence & de la difette, ou au moins comme de l'aifance & de la médiocrité. En fuivant cette comparaifon qui n'eft pas déplacée ici, puifque le défaut & les abus des biens de la fortune font la fource des maux de la fociété, comme le défaut & les abus des biens de la nature font la caufe des maux de l'humanité, tout le monde comprendra aifément que, quand on dépenfe au-delà de fon revenu, on n'eft jamais dans l'aifance. Il eft tout auffi facile de comprendre qu'avec les plus petites reffources, qu'avec de l'économie, du travail & de l'induftrie, on peut s'élever à un haut degré de fortune à côté de celui qui fe ruine. On trouvera la comparaifon fort exacte, fi on y fait quelque attention ; j'en abandonne les détails pour en faire l'application à mon fujet.

Les jeunes gens de la premiere claſſe, parfaitement ſemblables aux diſſipateurs des bonnes maiſons , lorſqu'ils ſont abandonnés à
eux-mêmes dans le premier feu des paſſions ,
font des déperditions habituelles qui les
anéantiſſent , ſans qu'ils puiſſent s'en appercevoir, tant que le délire de l'imagination amuſe
l'eſprit pour ruiner le corps. Pourvu que
celui-ci fourniſſe , l'illuſion ſe ſoutient & les
excès continuent. Ils percent cependant peu-
à-peu le voile du myſtere dont on a grand
ſoin de les envelopper ; & bientôt ce beau
garçon , qui annonçoit un ſecond Hercule ,
ſent bien qu'il n'a pas la même ardeur : cette
bélle fille , qui étoit l'image du printems , &
qui le diſputoit aux lys & aux roſes, s'apperçoit bien qu'elle ne fait pas la même impreſ-
ſion. N'importe , un nouveau preſtige ſert
d'aiguillon ; le cœur commande , & tout eſt
mis à contribution. La nature , forcée par
des deſirs toujours plus vifs à meſure qu'on
les irrite , ne ſe ſoutient que par la violence;
& , ſi elle ne ſuccombe pas au milieu des excès mêmes , elle reſte dans l'épuiſement &
dans la langueur , dont elle ne ſe releve par

intervalles que pour être fucceffivement af-
faillie par toutes les maladies qui tiennent à
une forte conftitution. Ce font tantôt des dé-
chiremens de vaiffeaux, des hémoptyfies, des
pertes rebelles ; tantôt des inflammations générales ou particulieres ; tantôt des fievres
ardentes, & tous les effets de la frénéfie la
plus affreufe ; tantôt des fievres d'un mauvais
caractere putrides, malignes, nerveufes ; tantôt des embarras dans les vifceres, d'où fuivent les concrétions, les tubercules, & fucceffivement les fuppurations intérieures, le
defféchement, la pulmonie, le marafme ;
tantôt des crampes, des fpafmes convulfifs,
des éblouiffemens, des vertiges, & toute la
fuite des affections nerveufes; tantôt des maladies de la peau, qui ne difparoiffent que
pour reparoître bientôt plus opiniâtres & plus
dégoûtantes ; tantôt enfin des douleurs atroces qui interceptent l'ufage des membres, &
qui traînent après elles toutes les infirmités
d'une vieilleffe prématurée. Ce tableau feroit
trop affligeant, fi, en le regardant de plus
près, on confidéroit les principaux de ces défordres comme autant de troncs, dont chacun

produit encore plus de branches. Il est cependant facile de concevoir quels doivent être , dans une forte constitution , les effets inévitables d'une circulation toujours agitée & souvent forcée , d'un sang échauffé & dépourvu de son véhicule , du trouble de toutes les fonctions , de la dissipation du suc nerveux ; de l'appauvrissement de toutes les humeurs , de la tension , de l'agacement , de l'irritation , en un mot , de l'état violent des solides , que comporte nécessairement la fougue d'une imagination effrénée , qui commande à un corps trop sensible pour ne pas obéir jusqu'à l'anéantissement.

Voilà le terme où aboutissent les belles dispositions de la jeunesse , lorsqu'elles ne sont pas ménagées & conduites avec la prudence qu'elles exigent. On s'appercevra sans doute que je n'ai pas exagéré ce tableau des misères humaines , puisque je l'ai borné à celles qui sont ordinaires & particulieres au physique , sans avoir même indiqué celles du moral , qui sont peut – être encore plus terribles & plus nombreuses , & sur lesquelles je me suis assez expliqué. Continuons l'examen de ce

tableau ,

tableau, en le confidérant fous l'autre face, par l'expofé le plus fuccinct des maux ordinaires aux jeunes gens de la feconde claffe. Il paroîtra peut – être moins humiliant pour la raifon, mais non pas moins affligeant pour les ames fenfibles.

Ce qui arrive aux jeunes gens de la premiere claffe par trop de feu, trop de vivacité, trop d'ardeur, trop d'énergie, arrive à ceux de la feconde précifément par le défaut contraire. Dans les premiers, le befoin fait naître le defir, l'anime, le fomente, & le pouffe jufqu'à l'excès; dans les derniers, le defir, qui ne tient fouvent qu'à l'étincelle du feu de la premiere jeuneffe, follicite le befoin, & le fait difparoître pour toujours, s'il va au-delà des facultés de la nature. Or, ces facultés font ordinairement très-bornées dans les fujets foibles, délicats, peu formés, petits, ou trop allongés.

Dans une frêle conftitution, avec des mufcles grêles, des nerfs trop fenfibles, un tiffu cellulaire trop abreuvé & des chairs molles, les humeurs doivent être lentes, épaiffes,

I

vifqueufes, la circulation languiffante (1),
le feu modéré & les efprits rares. Les jeunes
gens de cette complexion n'ont que des defirs éphémeres qui n'en font pas moins dangereux. Ils peuvent être comparés aux fruits
tardifs, qui ont befoin de la chaleur de toute
la belle faifon pour arriver au même degré
de perfection, qu'acquierent dès le printems
les fruits précoces. Il faudroit regarder ceux-ci
comme des individus privilégiés de la même
efpece, fi on ne vouloit pas admettre que cette
qualité dépend d'une conftitution particuliere
de ces mêmes individus. Dans tous les cas, on
ne pourroit pas difconvenir que la nature du
fol, les foins, l'expofition, l'état de la température, ne foient des moyens très-puiffans
pour rapprocher plus ou moins les fruits les
plus tardifs des plus précoces. Sans cette fuppofition, il y auroit lieu de craindre que les
premiers n'auroient jamais les qualités des fe-

---

(1) Malè colorati, facie fuperfluo humore faturatâ,
pulfus habent tardos, fpiritibus animalibus tardè ad movendum cordis mufculum defcendentibus. Spon. in Coac.
Hip.

conds ; & l'expérience nous apprend que la différence des uns aux autres n'en diminue pas le mérite , lorsque les soins & la patience fecondent la nature.

C'eft-là ce qu'il eft indifpenfable de faire par rapport aux jeunes gens qu'elle n'a pas favorifés de tous fes dons, ou qui ont éprouvé des accidens qui ont retardé ou empêché les effets de fes efforts falutaires , ou qui ont mis obftacle à fes bénignes influences. C'eft non-feulement le moyen de leur donner une nouvelle activité , que tout favorife après la puberté , mais encore d'écarter la multitude des maux que leur conftitution rend inévitables , fi on ne fe hâte de les prévenir. Il fuffit de jeter un coup-d'œil fur ce qui fe paffe autour de nous , pour être convaincus de cette trifle vérité.

Les jeunes gens de cette claffe , infiniment plus nombreufe que la précédente , font naturellement expofés , non-feulement aux maladies humorales , comme les fievres intermittentes , les fluxions , les catharres , les indigeftions, les flatuofités , les aigreurs , les diarrhées , les fueurs colliquatives , les bouffiſſures, les épanchemens, les engorgemens, les obſtructions; mais encore aux maladies chroniques les plus rebelles & à toutes leurs ſuites les plus redoutables, comme la cachexie, la jauniſſe, les hydropiſies, le ſcorbut, &c.

Pour rendre l'eſquiſſe de ce tableau plus exacte, il ſeroit peut-être néceſſaire d'établir une troiſieme claſſe intermédiaire entre celles qui diſtinguent les jeunes gens forts des foibles. Mais comme tout le monde ſait qu'il y a beaucoup de ſujets qui participent de l'une & de l'autre claſſe, il ſuffira de faire remarquer les ſoins qui conviennent à ceux-ci. Il ne faudra qu'une attention bien légere pour en faire la différence, ſi, en réſumant tout ce que nous venons de dire, on conſidere que les premiers ſont abondamment pourvus de tous les avantages de la nature, tandis que les ſeconds le ſont infiniment peu. Il ſuit de-là que ceux qui tiennent le milieu doivent être moins maltraités, & que dans le partage des ſoins qu'on doit ſe propoſer pour l'utilité commune, le but conſiſte uniquement à conſerver aux uns & à acquérir pour les autres ; & , qu'en leur faifant une fage difpenfation , il fe trouvera une réferve fuf-fifante pour ceux qui font d'une conftitution moyenne, & qui par conféquent forment la troifieme claffe. Conferver, acquérir, mé-nager, font donc les trois objets qu'il ne faut jamais perdre de vue dans la conduite de l'é-conomie animale, chez les jeunes gens de l'un & de l'autre fexe. Nous en avons déja indiqué les moyens ; voyons maintenant l'emploi & l'application qu'il faut en faire après la pu-berté.

En bornant ces moyens , comme l'a fait le pere de la médecine , à la mefure d'ali-mens & de travail qui convient à chacun, felon fa conftitution, il eft néceffaire de faire remarquer que, par les *alimens* , on entend tout ce qui appartient à la nourriture, & que, par le *travail* , on entend tout ce qui appar-tient à l'action , au mouvement & à l'exer-cice. Il faut remarquer encore que tout ce qui appartient à ces deux claffes générales eft compris dans les fix chofes, que , depuis *Ga-lien* , on a fi mal à propos appellé *non na-turelles* , & que nous appellons , avec quel-

I iij

ques auteurs, les six choses *néceffaires à l'homme*. Ces six choses font : 1°. l'air, 2°. le boire & le manger, 3°. le fommeil & la veille, 4°. le mouvement & le repos, 5°. les fécrétions & les excrétions, 6°. les affections de l'ame. Tout ce que nous avons dit, & tout ce que nous avons à dire d'une de ces chofes, doit être appliqué à chacune des autres pour les qualités, la quantité, le lieu, le tems & la maniere d'en faire ufage. Nous ne nous étendrons pas davantage fur ce fujet, nous ne pourrions que répéter ce qui a été dit par une multitude d'auteurs qu'il eft facile de confulter, entre autres, par M. *Lorry*, célebre médecin de Paris, dont l'ouvrage très-récent a mérité des éloges. Revenons à notre fujet.

Les jeunes gens font tous fort avides de jouiffances variées, les plus foibles comme les plus forts ; l'idée du plaifir & de la nouveauté les entraîne & fait fuccéder un defir à l'autre. Ils ont beau poffléder, l'imagination leur fait voir toujours plus de fatisfaction dans ce qu'ils n'ont pas que dans ce qu'ils ont. De-là, naiffent la légéreté, l'inconf-

tance , la curiofité , qui font la bafe de leur
caractere , & du penchant qui les porte aux
excès. Cette difpofition , qui eft la fource la
plus ordinaire de leurs malheurs , pourroit
aifément devenir la fource de leur bonheur.
Avec de la prudence & de la patience , c'eft
le feul inftrument dont on ait befoin pour
diriger leur phyfique & leur moral ; il ne
ne faut pour cela qu'un peu d'adreffe.

Nous avons dit qu'il falloit exercer continuellement les enfans pour former leur corps
& leur efprit , en les amufant ; ici , il faut
amufer & diftraire la jeuneffe pour perfectionner l'un & l'autre. Il n'y a rien à changer dans
les moyens ; mais il faut en changer le but &
l'intention. Il ne fuffit pas d'exercer les jeunes
gens pour mettre leurs membres & leurs organes en action , il faut encore les exercer
felon leurs difpofitions , leurs goûts , leurs
facultés & leurs befoins , afin de leur faire
acquérir les qualités qu'ils n'ont pas , & de
perfectionner celles qu'ils ont , autant qu'elles
peuvent l'être. Les contrarier ou les forcer ,
non-feulement c'eft les rebuter , mais c'eft méconnoître les droits & les priviléges de la na-

ture ; & vouloir la faire taire , c'est vouloir faire remonter une riviere à sa source. Le point essentiel est donc de déterminer leur volonté sans violence. Or, rien n'est si facile : il n'y a qu'à mettre en jeu l'amour – propre ou l'envie de plaire , de dominer & de se distinguer, qui est l'apanage de cet âge. Louez & flattez les jeunes gens , vous les plierez à tout ce que vous voudrez. Faites néanmoins en sorte que la louange ne porte pas à faux, & qu'elle ne soit ni déplacée , ni exagérée ; elle produiroit l'effet contraire. Une autre attention aussi importante , c'est de ne pas associer les jeunes gens du même sexe , comme on fait , & comme ils font eux–mêmes , selon l'analogie de leurs inclinations. Leur intimité est rarement sans inconvéniens ; elle est au moins suspecte.

M. Vandermonde a proposé de croiser les races de l'espece humaine pour les perfectionner ; je me crois aussi fondé à proposer de croiser, dans le même dessein, les goûts & les talens des jeunes gens. Je voudrois donc que , dans tous les exercices qui leur conviennent après la puberté , on les associât, de maniere

que ceux qui ont moins de force, plus d'a-
dreſſe & d'acquit, fuſſent les émules de ceux
qui ont plus de force, moins d'adreſſe &
moins d'acquit. Chacun, jaloux de primer,
feroit de ſon côté les plus grands efforts pour
conferver l'avantage qu'il auroit ſur l'autre,
& pour acquérir ce qui lui manqueroit pour
ſe mettre de niveau avec ſes concurrens. De
cette rivalité naîtroit ſûrement une émulation
bien capable d'exciter le zele, de développer
les talens, de diſtraire l'imagination & d'occuper l'eſprit & le cœur, en donnant de la
ſoupleſſe & de l'énergie au corps.

On ſe plaint ſans ceſſe que les jeunes gens
ſe corrompent & ſe détruiſent mutuellement.
La plainte eſt-elle bien fondée ? pourquoi
& comment ſe corrompent-ils ? Sans doute
que c'eſt en ſe communiquant les vices qu'ils
ont, ou qu'ils acquierent. Ils ſe communiquent
donc ce qu'ils ont ? Eh bien ! aſſociez-les avec
des vertus & de bonnes qualités, ils ſe les
communiqueront de même. La pratique de
la vertu n'eſt certainement pas plus pénible
que celle du vice. Il n'y a donc aucune raiſon

de croire qu'il foit plus difficile de les dreffer à l'une plutôt qu'à l'autre.

Si les excès détruifent, la modération doit conferver ; fi l'habitude du vice énerve & corrompt, l'habitude de la vertu doit fortifier & perfectionner. En fuivant le plan que nous indiquons, il feroit donc impoffible de ne pas éloigner les jeunes gens des défordres, en leur faifant acquérir de bonnes qualités, & de compenfer dans les uns par l'aifance, l'agilité & l'adreffe, ce que les autres devroient à la force & à la vigueur. Peut-être même qu'animés par cette noble émulation, ils trouveroient dans les exercices qui leur plairoient le plus, lorfqu'ils les poffederoient également bien, d'autres motifs de s'y attacher avec plus d'ardeur encore, qu'aux pratiques fourdes & honteufes qui les perdent & qui les aviliffent. Dans tout exercice réfléchi, il y a toujours quelque chofe de piquant qui intéreffe l'amour-propre, en faifant reffortir l'intelligence ou l'adreffe. Il n'y en a point qui ne comporte une certaine précifion, une certaine mefure ; or il n'y a

point de précifion fans regle , point de regle
fans principe , & point de principe fans connoiffances, point de connoiffances fans jugement , point de jugement fans raifonnement.
Ainfi, en raifonnant & en analifant leurs exercices , les jeunes gens parviendroient donc
non-feulement à acquérir des forces, du goût,
de l'intelligence & de l'adreffe , mais encore
les connoiffances les plus générales des
fciences même les plus abftraites.

Je fuis perfuadé qu'en portant cet efprit
de curiofité & de réflexion , par exemple ,
dans les exercices de la paume, du billard,
de la natation ,¯de la chaffe , &c. on faifiroit
avec la plus grande facilité les queftions les
plus importantes fur le choc des corps, la
réfiftance des milieux, la force des courans,
le réfultat des mouvemens compofés , du
frottement des parties, &c. Seroit – il plus
difficile de faifir les rapports qu'ont avec
le calcul & la géométrie, la danfe , les
armes, la mufique , & tous, les exercices
combinés (1)? Remontez au principe des

_____

(1) Toutes ces idées paroîtroient peut-être auffi ha-

chofes, appliquez toujours l'exemple à la regle, vous ne trouverez rien que vous ne puiffiez démontrer jufqu'à un certain point, & dont vous ne puiffiez tirer des conféquences lumineufes, applicables aux fciences, aux arts, aux métiers de premiere néceffité. Rien n'eft plus propre d'ailleurs à difpofer l'efprit & à foutenir la patience dans l'étude des chofes abftraites, feches, froides & rebutantes, qui ne comportent que des combinaifons de convention, comme par exemple, l'étude des principes des langues. Telle bonne volonté, telle aptitude qu'on puiffe fuppofer dans les jeunes gens, l'ap-

---

fardées que bizarres, fi elles n'étoient pas étayées de quelque autorité. Je doute que, dans la matiere que je traite, je puiffe en citer une qui ait plus de poids que celle de J. J. Rouffeau. Voici ce qu'il dit à ce fujet.

« Je n'oublierai jamais d'avoir vu à Turin un jeune
» homme, à qui, dans fon enfance, on avoit appris les
» rapports des contours & des furfaces, en lui donnant
» chaque jour à choifir dans toutes les figures géomé-
» triques des gaufres ifopérimetres. Le petit gourmand
» avoit épuifé l'art d'Archimede, pour trouver dans la-
» quelle il y avoit le plus à manger. » Émile, tome
premier, page 307.

plication à tout sujet métaphysique sera à jamais le poison de leur vie , & fera leur désespoir , si on ne les y dispose pas de longue main , sans les captiver & sans les gêner. Menez-les donc aux choses sérieuses par le mouvement , la distraction & l'appât de tout ce qui peut intéresser l'amour-propre & la curiosité.

C'est cet esprit de recherche & de curiosité qui doit faire la différence dans la maniere de conduire & de dresser les jeunes gens d'avec celle qui convient aux enfans. Cette différence , faites-y bien attention, est immense. Plus l'application en sera ménagée, plus elle sera proportionnée aux facultés du sujet , mieux vous réussirez.

Voilà l'école qui convient à l'homme, à moins que vous ne veuillez en faire une machine ou un être réduit à végéter. Faites marcher le corps avec l'esprit , & l'esprit avec le corps, vous éclairerez l'un, vous fortifierez l'autre ; & vous ne demanderez plus pourquoi les animaux qui font des choses si admirables ne se trompent jamais, tandis que l'homme est si gauche & si borné.

Vous sentirez que l'animal, mu par l'instinct, agit machinalement, & ne fait que répéter ce que chaque individu de l'espece fait ; tandis que l'homme compare, mesure, combine selon les rapports des choses qui se présentent à son intelligence & à son imagination, dont l'étendue doit être différente à quelque égard dans chaque individu, selon l'état de sa constitution, qu'une infinité de choses accidentelles modifie.

Il y a des siecles qu'on nous dit, que pour acquérir des lumieres & de l'industrie, il faut procéder du connu à l'inconnu. Je ne sais par quel travers d'esprit on nous a toujours fait faire le contraire. Il en est de même de la santé. On veut se bien porter, on veut vivre, on veut jouir des douceurs de la vie, & on fait tout le contraire de ce qu'il faut pour cela ; on débite sans cesse des regles à ce sujet ; on cherche & on propose tous les jours de nouveaux moyens, & on néglige ceux qui sont dans la nature ; on se tourmente, on se fatigue, on s'épuise, on s'empoisonne, on se corrompt en cherchant une santé inaltérable.

Rentrez donc dans les voies de la nature. Vous verrez que tout individu bien organifé acquerra la force du corps, l'étendue d'efprit & le degré d'intelligence que fa conftitution comporte ; & fi vous tenez aux moyens que nous indiquons, vous ne vous plaindrez plus des défordres phyfiques & moraux qui avi- liffent & qui dégradent l'efpece humaine. Le corps & l'efprit ne font des écarts que quand on les abandonne, & que l'un empiete fur les droits de l'autre.

L'homme compofé de ces deux fubftances, étant un être périffable, ne peut pas éviter les altérations que l'action même de fes parties entraîne, & que des caufes acciden- telles aggravent ; c'eft ce qui conftitue l'état de maladie. Plus les parties feront foignées, plus elles feront ménagées, plus elles feront foutenues, plus elles feront fortifiées, moins elles s'altéreront, moins elles fe dérangeront, & plus il fera facile de les rétablir. La vie, la force & la fanté tiennent à la mefure de mouvement qui convient à ces parties. Le premier foin doit donc être de réparer les déperditions qu'elles font à chaque instant par leur frottement, & cette réparation ne peut se faire que par une mesure proportionnée d'alimens ; cette mesure d'alimens & de mouvement est donc le vrai moyen qui convient pour conserver & pour entretenir la machine humaine. Il nous reste à faire voir, que ces mêmes moyens sont le plus souvent suffisans pour la réparer. Bornons-nous aux faits & aux vérités le plus généralement avouées sur cet objet.

La guérison de toutes les maladies dépend en grande partie de la préparation, c'est-à-dire, de la maniere dont on dispose le corps, pour que la nature puisse se débarrasser des obstacles qui troublent l'harmonie de l'économie animale. Cette préparation, qui ne doit pas se borner aux humeurs, comme elle paroît l'être dans la pratique triviale, consiste dans l'usage des six choses *non naturelles* que nous appellons *nécessaires* à l'homme. Or ces six choses se réduisent, dans le sens d'Hippocrate, comme nous l'avons déja fait observer plusieurs fois, à la mesure d'alimens & de mouvement qui convient à chacun, selon sa constitution & selon les circonstances.

circonſtances. Le premier pas vers la guériſon dépend donc de ce moyen ſimple, &
l'expérience de tous les jours nous prouve
qu'il contribue inſiniment au ſuccès des
remedes, lorſqu'il ne ſuffit pas pour détourner ou pour vaincre le mal ; voilà le premier terme de guériſon : voici le ſecond.

La guériſon des maladies aigues dépend
eſſentiellement de la coction & des criſes :
or, ces deux opérations appartiennent uniquement à la nature. Je dis uniquement,
parce que, bien loin d'y contribuer, l'art y
eſt ordinairement ſi nuiſible, qu'Hippocrate
proſcrit ſans ménagement tout remede au
commencement & dans le fort des maladies.
« Il faut évacuer, dit-il, les humeurs cuites,
» c'eſt-à-dire, préparées, & non celles qui
» ne le ſont pas, à moins que la matiere ne
» regorge & ne ſe préſente pour ainſi dire
» d'elle-même, ce qui arrive rarement au
» commencement des maladies. » (1)

---

(1) Concocta medicari oportet, non cruda, niſi materia turgeat, rarò autem turget in principio morborum.
Aphoriſ. 22. Sect. 1.

K

De crainte que cette petite restriction, *à moins que la matiere ne regorge*, ne serve de prétexte pour négliger ce précepte, il s'explique ailleurs d'une maniere encore plus claire, en ces termes : « Si au commence-
» ment des maladies il y a quelque chose à
» faire, faites-le sans délai ; mais n'entre-
» prenez rien dans leur violence. » (1) Il s'explique avec plus d'énergie encore, plus de clarté & de précision, sur les jours critiques & sur les crises : « Donnez-vous bien
» de garde, dit-il, de troubler la nature par
» des remedes, & de rien tenter, par quoi
» que ce puisse être d'irritant, au moment
» où elle est occupée à décider des maladies,
» ou lorsqu'elles sont déja jugées ; mais lais-
» sez-la faire. » (2) Cette sévérité lui paroît si importante, qu'il porte l'attention jusqu'à prévenir de l'orage & des accidens qui pré-

---

(1) Per morborum initia si quid movendum videtur, moveto. Cum verò vigent, quiescere præstat. Aphor. 29. Sect. 2.

(2) Quæ judicationem subeunt, aut jam perfectè su-
bierint, ea neque moveto, neque medicamentis, neque aliis irritamentis innovato, sed finito. Aphor. 20. Sect. 1.

cedent la crife, & du calme qui la fuit, afin que, fous aucun prétexte, on ne s'écarte pas de ce précepte (1).

Après des leçons auffi formelles, je laiffe aux gens fages à juger de ce qu'on doit penfer de ceux qui veulent toujours être de moitié dans ce que fait la nature, lorfqu'ils ne la tourmentent pas. Cette conduite & cette doctrine ont été religieufement obfervées & très-expreffément recommandées par tous les grands maîtres qui lui ont fuccédé, dans tous les tems & chez toutes les nations fayantes, fur-tout par ceux qui font les plus rapprochés de notre tems & qui nous font les plus familiers ; entre autres , *Fernel* , *Baillou* , *Duret* , *Hollier* , *Sydenham* , *Sennert* , *Riviere* , *Lommius* , *Ettmuller* , *Hoffman* , *Foreftus* , *Zacutus–Lufitanus* , *Platerus* , *Baglivi* , *Bordeu* , qui peut être appellé à jufte titre le *Baglivi* de la France. Je ne citerai

***

(1) Quibus judicatio contingit , iis nox acceffionem præcedens, gravis ; quæ verò fequitur, plerumque levior effe folet. Aphor. 13. Sect. 2.

que le Romain, parce que je l'ai toujours pris
pour modele, & qu'il s'explique avec la même
force que celui qui doit fervir à jamais de
modele à tous les autres médecins.

« Pour efpérer une bonne crife, dit-il,
» il faut qu'il y ait une certaine molleffe dans
» les humeurs, c'eft-à-dire, qu'elles ne foient
» ni trop calmes, ni dans une trop grande
» effervefcence, mais faciles à émouvoir;
» c'eft pourquoi, comme elles font dans une
» fi grande agitation, qu'elles bouillonnent,
» pour ainfi dire, au commencement des
» maladies, n'attendez pas des crifes : car
» alors il n'y a pas de lait dans les mammelles,
» ni de pus dans les ulceres, ni des humeurs
» dans aucun filtre. Abftenez-vous donc fur-
» tout des préparations d'opium, vers les
» jours critiques ; vous ralentiriez le travail
» de la nature, vous l'opprimeriez & vous
» empêcheriez la crife. . . . . Mes chers con-
» freres, obfervez religieufement les jours
» critiques, prévenez les caufes des maladies,
» employez peu de remedes, n'évacuez que
» les humeurs préparées ; autrement vos ma-
» lades mourront bientôt. : . . . L'ufage des

» remedes en tue beaucoup plus que la force
» & la violence des maladies. » (1)

Voilà le second terme de la guérison ;
voici le troisieme.

Quoique la coction & les crises ne soient
pas aussi sensibles, ni aussi régulieres dans
les maladies chroniques que dans les aiguës,
elles ne sont point privées de cet avantage.
Je crois même, contre le sentiment du plus
grand nombre de médecins, que dans les
maladies chroniques comme dans les aiguës,
les cures qui s'operent, sans coction & sans

---

(1) Laxitas debita in compage humorum requiritur ad
bonam crisim; id est, ut ne sint neque nimiùm fervescentes, neque nimis torpidi & parùm mobiles. Quare
circà initia dum humores ebullitione ferociunt, crises non
expecta. Nam tunc neque lac in mammis, neque pus in
ulceribus, nec in aliis filtris alia liquida ob eam causam
secernuntur. Propè dies criticos tempera te quoque ab
usu opiatorum, ne naturam tunc moveri solitam, inductâ
in humoribus tarditate, opprimas & crisim impedicas...
.... Doctores Medici ! dies criticos religiosè observare
(præstat) causam morbi præscire, paucis uti remediis,
coctâ materiâ, humores educere, dummodò non turgeant,
aliter brevì peribunt.... Quantò plures remediorum usus
necat, quàm vis & impetus morbi. Baglivi, de crisi &
dieb. crit., page 65.

crifes, ne font que palliatives, & que ceux
qu'on croit guéris, fans ce fecours, n'ont
fait que troquer de maladie. Ceux qui ne
croyent pas à la coction & aux crifes dans
les maladies chroniques, n'ont qu'à lire le
chapitre 12 du fecond livre, & la fuite
de l'article de Baglivi, que je viens de citer,
fur-tout, le paffage où il dit : « Qu'il faut
» religieufement obferver les crifes qui font
» des mouvemens de la nature qui cherche
» à expulfer la matiere de l'intérieur, tant
» dans les maladies *aiguës* que dans les *chro-*
» *niques*..... Car felon l'autorité & les pré-
» ceptes du grand *Hippocrate*, non-feulement
» les fievres font foumifes à la force & au
» pouvoir des jours critiques, mais encore
» beaucoup d'autres maladies accompagnées
» de fievre, entr'autres les ulceres, les oph-
» talmies, les dyffenteries, les bleffures. Il
» ajoute que, felon le témoignage du même
» Hippocrate, il y a des fievres ardentes qui
» ne font jugées que dans fix mois; qu'il y
» a d'autres maladies qui ne le font qu'après
» deux ans; qu'il y en a même qui ne le font
» qu'après vingt; enfin, qu'il y a une efpece

» de *volvulus* qui l'eft après un an & un autre
» qui l'eft après fix (1) ».

———————————————————————————

(1) Crifes five naturæ motus quos natura ad articulos
ciet, five in acutis , five in chronicis religiosè obfer-
vandi. .... Ex autoritate & præcepto Hippocratis magni ,
non folùm febres obnoxiæ funt crifibus & poteftati die-
rum criticorum ; fed quàm plures etiam alii morbi, ul-
cera, ophtalmiæ, dyfenteriæ , vulnera cum febre. Ty-
phos febris eodem tefte judicatur fex menfibus. Alii morbi
poft duos annos ; alii poft viginti annos. Volvuli fpecies
poft annum unum ; alter volvulus poft annos fex. *Loco.
cit.*

Le *volvulus* ne doit pas être pris ici pour cette
maladie, dans laquelle une portion de l'inteftin s'engage
dans l'autre ; cet état ne fauroit durer long - tems. Ce
mot doit s'entendre de toutes les affections rebelles des in-
teftins , comme les coliques bilieufes , nerveufes ou fpafmodiques. J'ai vu beaucoup de *volvulus* de cette efpece.
Ils furent très-communs en France fur les côtes fepten-
trionales de la mer , en 1764 , 1765 & 1766. Je n'ai
vu qu'un feul exemple du fecond , pour lequel on avoit
inutilement réuni plufieurs confultations de Paris , de
Montpellier, de Louvain, de Bruxelles & de Londres.
Il y avoit fept ans que le malade fouffroit , & plus de
fix qu'il faifoit des remedes , lorfqu'il eut recours à moi,
à la fin d'octobre 1774. C'étoit un grand homme de cinq
pieds dix pouces au moins , & de 29 à 30 ans, fec comme
un fquelete. « Il y a fept ans, me dit-il , que j'étois à
» proportion auffi gros & auffi gras, que vous me voyez
» grand, maigre, pâle , fec & décharné , fans jamais

Après des paroles aussi formelles, il ne reste plus de prétexte pour exclure la coc-

---

» avoir souffert que pour ne pouvoir pas aller à la selle ;
» car je bois, je mange & je dors à volonté. Or, voici
» la cause de cet état singulier. J'avois une inclination
» aussi chere à mon amour-propre qu'à mon cœur, qui
» m'a délaissé au moment où je me croyois au comble
» de mes vœux. Malgré moi, la premiere impression fut
» si forte, que toutes mes fonctions furent suspendues pen-
» dant plusieurs jours. La raison & une forte résolution
» les rétablirent toutes assez promptement, à l'exception
» des selles : car, depuis ce tems-là, je n'en ai eu que
» par artifice , & l'artifice ne réussit pas toujours. Je
» mange quand je veux & tant que je veux, sans rap-
» ports, sans nausées , & même sans que mon haleine
» ait la plus petite odeur ; mais je ballote mes alimens
» dans mon ventre comme dans une outre. Voilà un vo-
» lume de consultations, qui toutes concluent aux obstruc-
» tions, & dont aucune ne m'a soulagé un instant. »
Gardez, lui dis-je, monsieur, vos consultations, jusqu'à
ce que je vous aie donné par écrit la mienne, qui ne
conclura pas aux obstructions, mais bien à la stupeur,
à l'atonie, au relâchement des intestins & à l'imperméabilité des voies lactées, à raison de l'inaction & de l'affaisse-
ment de leurs membranes. En conséquence de cette conclu-
sion, je n'employai que les frictions seches, les bains froids,
les fumigations stimulantes. Au mois de juin suivant, le malade se crut assez bien guéri pour venir me remercier.
Je lui dis qu'il ne l'étoit pas ; qu'il falloit qu'il allât en
Champagne ou en Bourgogne se mettre en pension chez

tion & les crifes des maladies chroniques.
Réfumons donc.

Si la préparation, c'eft-à-dire, les précautions fages & bien dirigées, fuffifent pour
prévenir & diffiper la plupart des maladies,
& pour difpofer les autres à la guérifon ; fi la
coction & les crifes guériffent les maladies
aiguës ; fi elles confirment la guérifon des
chroniques ; à quoi fert ce fatras de remedes
qu'on multiplie tous les jours & qu'on prodigue fous toutes les formes ? Il paroît par
tout ce que nous venons de dire qu'ils ne
peuvent être placés avec fûreté que vers la
fin des maladies & dans des cas particuliers,
où il eft néceffaire d'exciter ou de réprimer
la nature. Tous les médecins conviennent
unanimement que l'art ne peut que l'aider &
que c'eft à ce feul point qu'il doit fe borner.
La nature a-t-elle donc toujours befoin d'un

un vigneron, pour déjeûner dans la vigne pendant toute
la faifon des raifins : faute de quoi je lui annonçois qu'il
retomberoit. Ce qui arriva en effet à la fin d'octobre,
qu'il vint me joindre à Paris, d'où je partois le lendemain. Je le confiai à M. Bouvar ; j'appris, deux mois
après, qu'il étoit mort entre les mains d'un médecin Alle-
mand, qui prétendoit l'avoir guéri en huit jours.

secours étranger ? A-t-elle les mêmes befoins dans l'enfance que dans la jeuneffe ?
dans la jeuneffe que dans l'âge mûr ? & dans
l'âge mûr que dans la vieilleffe ? Non, cela
n'eft pas, & cela ne peut pas être.

Hippocrate n'admet les purgatifs & les
remedes actifs au commencement des maladies que dans un feul cas, qu'il croit fort
rare ; c'eft lorfque la matiere eft furabon-
dante, *cum materia turget* ; il les défend
très-expreffément dans la violence des maladies, *cum vigent ;* il défend encore plus
expreffément tout ce qui peut troubler la
nature, lorfqu'elle eft occupée à juger les
maladies, *quæ judicationem fubeunt* ; il pro-
nonce avec le même ton d'autorité lorfqu'elles font décidément jugées, *aut perfectè fubierint.* Tous fes fectateurs penfent
de même, ils s'expliquent de même. Pourquoi
donc y en a-t-il fi peu qui agiffent de même?
Sans doute qu'ils connoiffent moins la nature ; qu'ils font moins convaincus de fon
pouvoir ; qu'ils ont moins de confiance dans
fa fageffe, ou qu'ils veulent partager la gloire
de fes efforts, même au rifque de la faire fuc-

comber. Il y a certainement dans cette conduite
une témérité qui ne peut pas être toujours également excufable. La nature n'eft - elle pas la
même ? A-t-elle déchu ? Eft-elle plus foible ,
plus délicate , plus maléficiée ? Ne doutez pas
qu'elle n'ait déchu dans l'homme ; & vos foins
feront fouvent hafardés , fi vous ne travaillez
à la remettre dans fes droits. Pouvez - vous
en trouver de plus fûrs moyens que ceux qui
font indiqués dans les préceptes que je viens
de rappeller ? Peuvent - ils être jamais plus
heureufement appliqués que dans la jeuneffe ?
Remarquez qu'ils font généraux, qu'ils font
applicables par-tout ; qu'ils font fans reftric-
tion & fans acception de perfonnes , de
lieux, de fexe, d'âge & d'état. Remarquez
la valeur de ces expreffions, elles font toutes
générales & abfolues : ... *In principio mor-*
borum.... circà initia.... cum vigent...
quæ judicationem fubeunt..... neque medi-
camentis.... neque aliis irritamentis, &c.
Toutes ces expreffions font non - feulement
générales & abfolues , mais collectives ; &
crainte qu'on n'en fente pas bien l'importance, le fage interprête de la nature y at-

tache un fens plus général encore, en les appuyant par d'autres préceptes d'une univerfalité fans bornes (1).

Que n'aurois-je pas à dire, fi je voulois développer le fens de ces fentences & de chacun des mots qu'elles renferment ? Tout y eft plein de force, d'énergie & de jugement. Que n'aurois-je pas à dire fur-tout des conféquences que notre oracle tire de la fermeté d'ame & & de fes affections dans les maladies *mente conflare?* Si nous n'en parlons pas, nous n'en entendons jamais proférer un mot au chevet du lit même des malades, dont le phyfique eft confumé par des paffions qui ne font ignorées que de celui qui devroit en être le plus inftruit, & qu'on appelle précifément pour les lui diffimuler, fi on ne peut pas les lui cacher entiérement. Ces vérités font trop

(1) Circà initia & fines omnia funt leviffima, & circà vigores vehementiffima. Aphor. 30. Sect. 2.

Si cui, ex morbo cibum probe fumenti, corpus nihil proficit, malum. Aphor. 31. Sect. 2.

Mente conftare, & benè habere ad ea quæ offeruntur, quovis in morbo bonum, contrà vero, malum. Aphor. 33. Sect. 2.

frappantes pour qu'il foit néceffaire de nous y arrêter plus long‑tems. Voyons quelles font les fuites des crifes, ce boulevard toujours permanent de la nature, pour triompher des maux les plus deftructifs.

Il faudroit un volume pour expofer les vérités importantes que j'aurois à faire connoître fur les avantages des crifes pour l'honneur de la médecine, pour la gloire des médecins & pour le bonheur de l'humanité. La nature de cet ouvrage m'interdit cette fatisfaction, & je m'en prive volontiers pour vous en procurer une plus complette, en vous indiquant le précis qu'en a donné M. de Bordeu dans l'encyclopédie. Ce morceau le plus judicieux, le plus profond, le plus propre à rappeller le fiecle d'Hippocrate, fuffit feul pour immortalifer ce médecin digne des regrets de tous ceux qui favent apprécier le mérite d'un homme public.

Pour remplir ma tâche, il me fuffit de faire obferver que les crifes font un effort puiffant de la nature, dont l'effet n'eft jamais équivoque, *vel ad perniciem, vel ad falutem.* C'eft un bienfait de la mere commune; c'eft

le fruit d'un travail fecret & incompréhen-
fible qui tient fouvent lieu de tous les remedes. Cette action ou cette opération merveilleufe, fous quelque afpect qu'on la confidere, eft enfin le réfultat de fon confeil, de
fa fageffe, de fa puiffance, ou plutôt la preuve
la plus frappante de la toute-puiffance de fon
auteur, qui la fait triompher des plus grands
maux, en déployant, fans qu'elle fache
comment, fon énergie par toutes les voies,
&, pour ainfi dire, par tous les points où la
vie peut s'étendre. Je ne puis rendre cette
grande vérité qu'en empruntant les paroles
de celui qui l'a fi bien connue, & qui ne les
a prononcées qu'en admirant fes myfteres
impénétrables. « La nature a des voies qui lui
» font propres ; elles ne lui viennent point de
» la penfée, car elle fait ce qui convient, fans
le favoir (1). »

Les crifes favorables, c'eft-à-dire, qui
terminent heureufement les maladies, s'o-

_____

(1) Natura invenit fibi ipfi vias, non ex cogitatione,
& inerudita exiftens, facit quæ expediunt. Epid. 6.
d'Hippoc.

perent par d'abondantes évacuations de toute espece ; par des éruptions ou par des dépôts qui séparent de la masse tout ce qu'il y a de vicié dans les humeurs, pour le porter à la surface & le tenir, pour ainsi dire, hors des voies de la circulation.

On reconnoît cette opération à un flux d'urine abondant, à des cours de ventre de toutes sortes de matieres, à des sueurs copieuses, à des grandes hémorrhagies, à la fréquence & à l'abondance des crachats & des matieres épaisses qu'on mouche, à un pthialisme non interrompu, à des regles, à des seignemens de nez & des gencives, à des hémorroïdes copieuses ou long-tems soutenues. On la reconnoît encore à la mortification ou à la gangrêne subite de quelque partie extérieure, à l'expulsion facile d'une grande quantité de vers, à des bubons, à des anthrax, à des charbons, à des abscès, à des tumeurs considérables, à des parotides énormes, aux dartres, à la gale & d'autres éruptions très-promptes, à des douleurs subites & atroces sur les extrémités, à un sommeil long & favorable, au dépouillement de l'épiderme, à une jauniffe, fubite, à la chûte inattendue des croûtes & de la noirceur de la bouche, à un changement. très – prompt & , pour ainfi. dire , momentané de la langue, des dents, des yeux, du vifage, de l'ouie, de la voix, & quelquefois de l'odorat , du goût, & du fentiment.

C'eft par tous ces moyens, que dans les maladies les plus redoutables & les plus ex- trêmes, au moment où l'on croit l'homme perdu fans reffource, on le voit, pour ainfi dire, renaître, en paffant tout-à-coup de la mort à la vie ; fouvent même fans con- ferver, peu de tems après, aucun veftige de cet appareil de deftruction, qui précede ces révolutions. On diroit que la vie fe régenere comme la flamme. Voilà ce que peut la na- ture ; & fi on doit fe flatter de voir de pareils fuccès de fes efforts, c'eft certaine- ment dans la jeuneffe. Voyons maintenant ce que peut l'art le mieux & le plus fagement conduit ; & pour écarter toute illufion, fai- fons un parallele fuccint des effets les plus connus de la nature & de l'art, dans la termi- naifon des maladies de chaque genre en général.

PARALLELE

PARALLELE
DES EFFETS
DE LA NATURE ET DE L'ART

Dans la Terminaison des Maladies.

J'AI réduit & partagé ailleurs les maladies
en dix claſſes, dans un ordre un peu différent de celui de M. Sauvages que j'ai tâché
d'imiter. Je ſuivrai ici le ſien de préférence,
parce que ſon ouvrage étant entre les mains
de tout le monde, chacun ſera plus à portée
de mieux ſaiſir ce que j'ai à dire ſur chacune
de ces dix claſſes. Je ne négligerai rien pour
être précis.

PREMIERE CLASSE.

Affections extérieures, ou de la Superficie.

La premiere claſſe comprend les vices qui
peuvent intéreſſer les parties extérieures du

L

corps quant à leur forme, leur grandeur, leur confiftance, leur fituation, leur nombre, leur difpofition, leurs proportions, leur action & leur relation les unes avec les autres. Ces vices font naturels ou acquis : en réuniffant les uns & les autres, comme l'a fait M. de Sauvages, ils comprennent les accidens dont chaque partie & chaque organe pris féparément peut-être fufceptible, ce qui les multiplie à l'infini. Quant à nous, nous les bornons aux vices de conformation qui en interceptent l'ufage, qui les rendent défagréables, ou qui nuifent à leur action propre ou commune. Quoique reftreints par-là aux difformités de naiffance, ou acquifes fans caufe manifefte, par les feuls vices de la conftitution, de l'éducation & du régime, ils font encore très-nombreux, puifqu'ils comprennent tout ce qui peut nuire à leur régularité & à leurs proportions, d'où dépend effentiellement la liberté de leurs fonctions. Le grand nombre d'avortons, d'eftropiés, de boffus, de boiteux, d'aveugles, de borgnes, de fourds, de muets, de cagneux, de rachitiques, &c. qu'on voit de toutes parts, avec des figures hideuses, prouve que l'art ne brille pas dans les traitemens de ces écarts de la nature. Ce qu'il y a de plus affligeant, c'est que nous sommes forcés d'annoncer qu'on ne doit rien attendre de ses secours, tant qu'on ne s'occupera que des parties affectées, sans avoir égard aux causes intérieures. Les fautes énormes que nous avons vu commettre par ceux mêmes qui se sont consacrés à cette partie de l'art de guérir, ne nous permettent pas de dissimuler, qu'en se bornant à l'application des machines le plus ingénieusement imaginées & le plus artistement exécutées, on ne peut que faire des victimes de l'aveuglement, de l'orgueil, & de la vanité des parens, qu'on cherche bien plus à satisfaire, qu'à servir la nature. J'en appelle à l'expérience & aux traces que conservent encore ceux qui ont été affligés de ces difformités, pour faire voir que, pour les maux de cette classe, la nature est infiniment supérieure à tous les efforts de l'art.

Les défauts extérieurs du corps ne font pas mourir manifestement, il est vrai, mais ils empêchent souvent de vivre. On sait & on verra

ci-après par nos tables, que l'espece humaine
perd plus de la moitié de fes individus avant
la puberté. Seroit-il raifonnable de douter
que le défaut de proportion des parties effentielles ou non effentielles, foit une des
caufes de cette grande perte? Parmi les enfans contrefaits, ceux qui vivent au-delà de
la puberté, n'ont qu'une vie imparfaite, ordinairement de peu de durée & toujours
accompagnée de quelque amertume. Doit-
on fe confoler de voir des hommes réduits
à végéter dans les privations & dans les
fouffrances, quand on peut faire mieux?
Faites donc au moins agir l'art avec la nature; contenez les parties dans leur fituation
naturelle, par les moyens les plus fimples,
& portez toute votre attention fur le principe vital & fur la circulation. Animez l'un
& l'autre; vivifiez toutes les parties; for-
tifiez fur-tout les folides, & n'employez
pour cela que l'air, l'eau (1) & le mouve-

_____

(1) Ceux qui auront lu l'électricité du corps humain de M. l'abbé de Bertholon, ne manqueront pas de
faire remarquer qu'on ne peut s'en rapporter au dire

ment bien mefuré, gradué, varié & fecondé
d'un régime convenable ; vous aurez très-
certainement plus de fuccès que par tous
les moyens méchaniques les mieux combinés
& les plus recherchés. Suivez & interrogez
quelqu'un de ces malheureux êtres qui ont

---

d'aucun médecin, ni même de ceux qui écrivent fur la médecine ; qu'ils font également tous en contradiction,& que
l'un foufle le froid , tandis que l'autre foufle le chaud.

Avant de nous juger, je prie le lecteur de faire attention que M. l'abbé de Bertholon veut faire agir la nature fans forces , tandis que je veux lui donner des
forces pour la faire agir, & que ma prétention eft fondée fur l'aphorifme fuivant :

Ignis quidem omnia femper movere, aqua verò omnia
femper nutrire poteft. *Hippoc. de Diæt.*

Il faut pourtant remarquer, que mon intention n'eft
pas d'employer ici l'eau comme une fubftance nutritive,
mais comme le meilleur des toniques, pour animer toutes les fonctions, lorfqu'il eft employé à propos.

J'ajouterai encore, pour la fatisfaction du lecteur, que
je pourrois employer l'eau & le feu, fans être en contradiction avec moi-même , me croyant également bien
fondé , en conféquence de l'aphorifme fuivant :

Animantia , aliaque omnia, & homo ipfe, ex duobus
conftant, facultate quidem diverfis, ufu verò confentien-
tibus, igne fcilicet & aquâ. *Hippoc. ibid.*

échappé à des difformités révoltantes ; il n'y
en a pas un qui ne vous dife , qu'au moment
de la puberté , la nature a fait des efforts
fenfibles pour fe venger de la contrainte ou
de l'abandon où on l'avoit laiffée ; & que
c'eft à elle feule qu'il eft redevable d'être
moins maltraité. Ses efforts font en effet fi
fenfibles, que ces difformités deviennent alors
beaucoup plus confidérables , lorfque les par‑
ties ne peuvent pas s'y prêter. C'eft une
chofe qu'il eft facile de vérifier, les exemples
n'en font pas rares.

IIe. CLASSE.

Maladies Fébriles.

La feconde claffe comprend les fievres ,
& on prétend, avec raifon, que les fievres
comprennent les deux tiers des maladies qui
affligent l'humanité. On diftingue les fievres
en trois ordres , favoir les continues, les
remittentes & les intermittentes. Quoique
nous foyions accablés fous la multitude d'ob‑
fervations que nous ayons fur ces maladies,

il n'y en a point & nous ne trouvons rien
dans les écrits qui nous mette à portée de
juger, fi celles qui font abandonnées à la nature, fe terminent auffi heureufement, ou fi
elles font plus des victimes que celles qui font
foumifes à l'art. L'auteur d'un ouvrage, qui
parut en 1759, fous ce titre : *De reconditâ
febrium tum intermittentium , tum remitten-
tium naturâ*, & qu'on attribue à M. de *Senac,*
agite cette queftion & dit, feulement, qu'il
croit, comme beaucoup d'autres, qu'avec un
bon régime, ces fievres peuvent fe terminer
au feptieme accès. Les médecins des grandes
villes, où il y a un ordre établi pour le fou-
lagement des malades, ne pourroient qu'a-
jouter au doute. On ne·doit donc attendre
des éclairciffemens que de ceux qui ont été
employés dans de grands hôpitaux, & fort
occupés parmi le peuple & dans les cam-
pagnes. J'ofe croire que parmi ceux-ci il y
en a peu qui aient vu & traité autant de
fievres, & qui en aient fuivi la marche avec
plus d'attention que moi. Sur trente ans de
pratique, j'en ai paffé vingt-quatre fur les
côtes de la mer, ou dans des pays bas,

humides & marécageux, où les fievres font
fi communes, qu'on les y regarde comme
endémiques : je fuis donc fondé à croire que
mon témoignage peut être ici de quelque
poids ; & je confeffe, avec franchife, que
j'en ai vu autant, de tout genre, auffi heureufement terminées parmi les malades qui
avoient été privés des fecours ordinaires,
faute de reffources, par négligence, par
crainte ou par répugnance, que parmi ceux
que je traitois avec le plus de foin.

Il n'en eft pas de même des fuites des fievres.
J'ai conftamment remarqué que les rechûtes &
les maladies fecondaires, faifoient beaucoup
plus de ravages parmi ceux-ci que parmi les
premiers. Cette obfervation, en confirmant
les préceptes d'Hippocrate que j'ai rapportés
ci-deffus, prouve, de la maniere la plus
évidente, que lorfque la nature n'eft pas
traverfée, elle eft affez puiffante pour vaincre
les maladies ; & que les remedes ne font en
général néceffaires, que lorfqu'elle a triomphé,
pour la réparer & pour la mettre à l'abri de
nouveaux affauts. Il feroit aifé de vérifier tout
ce que j'avance dans les pays où les fievres

font familieres ; le peuple y a rarement recours aux remedes , lorfqu'elles ne font pas
accompagnées d'accidens ou de fymptômes
graves.

IIIe. CLASSE.

Maladies inflammatoires.

La troifieme claffe comprend les inflammations générales ou particulieres. Ces maladies font de toutes celles qui affligent l'humanité, celles où l'art eft le plus néceffaire &
où il a le plus beau jeu. Il n'y en a point dont
on connoiffe mieux les remedes, leur valeur &
leur maniere d'agir. Tout le monde fait ce que
c'eft que la faignée, les délayans, les rafraîchif-
fans, les réfolutifs & ce qu'on doit en attendre.
Cependant ces maladies font périr plus de
monde & plus promptement que toutes les
autres. Elles ne peuvent fe terminer que de
trois façons, par réfolution, par fuppuration, ou par induration. L'induration eft une
preuve que le mal a réfifté aux efforts de l'art
& de la nature ; la réfolution & la fuppuration appartiennent donc à l'un ou à l'autre,
ou à l'un & à l'autre conjointement.

Je fais que l'art y peut beaucoup, & je ne doute pas que, dans quelques cas, il n'y contribue infiniment ; mais la nature n'y contribue-t-elle pas toujours encore plus, & les remedes ne la troublent-ils pas souvent ? Comparez les événemens & vous verrez que l'avantage est pour la nature & qu'il n'est pas rare que, dans l'abandon & dans la détresse, elle annonce encore plus de ressources que dans les cas ordinaires. Je ne veux citer pour exemple que la peste & la petite vérole, qu'on devroit appeller la *petite peste*, & qu'on ne peut pas méconnoître pour être l'extrême de toutes les inflammations. Personne n'ignore ce que la nature fait tous les jours dans celle-ci ; l'observation suivante nous apprendra ce qu'elle peut dans celle-là. Cette observation nous est fournie par l'auteur des essais philosophiques sur les mœurs de divers animaux étrangers, qui en est le sujet. Je la préfere à toute autre, parce qu'elle est revêtue de toutes les formalités qui peuvent écarter les doutes, puisqu'elle est faite & redigée par le malade lui-même, & non par un médecin ; appuyée du témoignage d'un homme public, M. *Thomas*, conful *d'Alep*; adreffée à un grand miniftre, M. le *duc de Praflin* ; par un ambaffadeur digne de toute confiance, M. le *comte de Vergennes* ; confirmée par deux médecins diftingués de la faculté de Paris , M M. *Langlois & Alphonfe le Roi*, & par un chirurgien de réputation, M. *Sabbatier*.

OBSERVATION

TRÈS-PARTICULIERE

Sur la Guérifon de la Pefte, dans l'abandon le plus extrême.

« JE reffentis les premieres atteintes de la
» pefte (c'eft le malade qui parle, dans l'ou-
» vrage cité *pag.* 218) à deux petites jour-
» nées d'Alep, après être entré dans le de-
» fert. Sur le foir, prêt à aller me repofer,
» je me plaignis d'un mal-aife général &
» d'une grande pefanteur de tête.... Le len-
» demain matin, la fievre fut décidément
» inflammatoire, & dès-lors je ne connus

» plus les douceurs du sommeil.... Le troi-
» sieme jour, le mal de tête & la fievre me
» semblerent encore plus violens. Deux bu-
» bons commencerent à s'élever sur l'aîne
» gauche; ma langue gonflée étoit devenue
» d'un brun violet.... Le quatrieme & le cin-
» quieme jour, des charbons commencerent à
» paroître sur les lombes, l'épine du dos & le
» scrotum; la base de quelques uns devint
» grande comme la paulme de la main : dans
» ces commencemens ils étoient d'un rouge
» pourpre.... Cependant, de même que les
» autres voyageurs de la caravane, j'étois
» obligé d'être sur pied dès deux heures du
» matin, & d'aller à cheval jusqu'à onze. Ne
» pouvant avaler qu'un peu d'eau; délaissé
» par mon domestique chrétien, qui n'osoit
» m'aborder; soigné par un arabe que je
» n'entendois pas; la violence même du
» mal, & un peu de fermeté jusqu'alors,
» m'avoient soutenu; mais mes forces di-
» minuant d'heure à autre, il ne m'étoit plus
» possible de me tenir à cheval. Alors une
» dame arménienne d'Ispahan, *nommée Tche-*
» *remani*, prit le parti d'y monter elle-

» même, ayant l'humanité de me prêter son
» chameau, sur lequel étoit une espece de
» litiere. — Le sixieme jour, tous les symp-
» tômes parurent aggravés. Dans des ins-
» tans mon pouls battoit avec une vîtesse
» étonnante ; alors c'étoit du feu qui par-
» couroit mes veines : puis tout-à-coup mon
» sang paroissant intercepté dans son cours,
» une espece de moiteur couvroit mon front,
» & je me sentois défaillir, quoique sans
» délire & sans perdre connoissance.

» Enfin la caravane arriva à *Soccun*, petit
» village ruiné dont j'ai précédemment
» parlé. J'étois persuadé, ainsi que tous mes
» compagnons de voyage, qu'il ne me restoit
» plus d'espoir. Le mouvement du chameau
» étoit devenu pour moi un supplice affreux :
» L'on crut donc ne pouvoir mieux faire
» que de me déposer entre les mains d'un
» espece de religieux arabe. L'on a vu com-
» ment ce scélérat, joignant le vol à l'atro-
» cité, se débarrassa de moi, en me char-
» geant pendant la nuit sur son âne, & allant
» me jeter à un quart de lieue dans le dé-
» sert. C'est-là qu'étendu sur la terre, sans

» autre fecours qu'un peu d'eau, la nature
» travailla puiffamment à expulfer le poifon
» qui l'oppreffoit. Un des bubons s'ouvrit
» de lui-même : les charbons peftilentiels,
» qui d'abord, avoient été d'un rouge pour-
» pré, étoient devenus jaunâtres, enfuite bruns
» & enfin noirs : alors ces parties, tombées en
» fphacelle, formérent des efcarres dures &
» épaiffes, qui, en fe cernant & fe détachant
» du vif, laifferent à découvert de profonds
» ulceres. Le moment de la chûte de ces
» chairs a été la premiere époqué de mon
» falut; une fuppuration abondante s'établit,
» & la fievre me quitta prefque auffi-tôt.
» J'ai expofé comment des femmes arabes
» me firent reporter dans leur petit établif-
» fement, où elles ne me laifferent manquer de
» rien de ce qu'elles mangeoient elles-mêmes.
» Par de petites attentions, & même par
» leurs chants, quelques-unes tâchoient de
» charmer mes ennuis. Mon ame étoit pé-
» nétrée de leurs bontés; mais la fatisfac-
» tion la plus pure que j'aie alors goûté, a
» été de voir que perfonne dans l'endroit
» ne devint victime de leur humanité.

» Cependant, après une vingtaine de jours
» ainſi écoulés , ma foibleſſe étoit toujours
» extrême ; car mes plaies ſuppuroient pro-
» digieuſement, & pour tout panſement j'é-
» tois réduit à les laver avec un peu d'eau :
» or , il étoit à craindre qu'expoſées au grand
» air , elles ne s'envenimaſſent. D'ailleurs ,
» preſque nud , étendu à terre ſur un peu
» d'herbes ſeches , le jour au ſoleil , la nuit
» ſous un coin d'abri où l'on me traînoit,
» dans aucune poſition il ne m'étoit
» poſſible de goûter deux heures de ſom-
» meil. Enfin, par ſignes, & auſſi par quel-
» ques mots que je commençois à balbu-
» tier , j'obtins d'être reporté à Alép, diſ-
» tant d'environ ſept journées de marche.
» Les arabes, mes conducteurs , me mirent,
» ſelon leur uſage , à califourchon ſur un
» chameau. J'avoüe que dans l'état où j'étois,
» & ſur-tout avec deux ulceres ſur le *ſcro-*
» *tum,* ce fut un nouveau genre de torture, dont
» je ne pourrois donner d'idée : mais cette
» ville devoit être le terme de mes ſouf-
» frances ! Auſſi-tôt le conſul & les négo-
» cians françois, quoique ne pouvant com-

» muniquer avec moi, furent aller au devant
» de tous mes befoins. Leur humanité &
» leurs prévenances délicates font gravées
» dans mon cœur en caractères de feu. En
» moins d'un mois mes plaies furent cica-
» trifées, & je fus en état de repartir avec
» une caravane qui fe rendoit dans le Diar-
» bekir & le Curdiftan ».

REMARQUES.

Quoique je cite des obfervations par-tout,
je fuis bien éloigné d'y avoir une confiance
aveugle. Je fais qu'on en fait fur-tout, pour
& contre, & qu'en fe prévenant favorablement fur ce qu'on médite, on croit réellement voir ce qu'on defire. Les obfervations
font les enfans gâtés de ceux qui les ont
créées ou adoptées, ce qui fuppofe un mélange de bon & de mauvais qui a donné
lieu à l'auteur des nouvelles de médecine de
diftinguer les obfervationiftes des obfervateurs.
Sous ce rapport les premiers font à l'égard
des feconds, ce que font ceux qui glanent
à l'égard de ceux qui cultivent. Ceux-ci
cueillent

cueillent des fruits abondans & bien con-
ditionnés ; ceux-là, ramaffant tout ce qu'ils
trouvent, fans choix, ne peuvent en avoir
que de très-médiocres, dont le germe fert,
tout au plus, à propager l'erreur, fous quelques traits de reffemblance avec la vérité.
La méprife eft fi facile, que tout obferva-
teur doit fe méfier de lui-même comme
des autres, & ne fe perfuader qu'il a bien
vu, que lorfqu'il trouve, dans l'objet qu'il
confidere, les caractères qui lui font propres
& qui ont déja été remarqués. Un fait extraordinaire, feul & ifolé, quelque authen-
tique qu'il foit, n'eft qu'un phénomene qui
peut mériter beaucoup d'attention, mais jamais d'être le fujet d'une obfervation inftruc-
tive. Le vrai caractère de celle-ci eft de retracer la marche ordinaire de la nature. C'eft
à ce titre que j'ai rapporté le fait précédent.
Quelques étonnans qu'en foient les événemens, il n'y en a pas un qui ne foit con-
forme aux loix de l'économie animale. Ce
qu'il y a de plus fiugulier, c'eft que les circonftances, qui, felon la maniere ordinaire
de voir, auroient dû y être les plus con-

M

traires, paroiſſent y avoir été les plus favorables. Il eſt eſſentiel d'y faire attention.
Le malade fait remarquer *que le ſixieme jour*
tous les ſymptômes parurent aggravés. Dans
des inſtans, dit-il, *mon pouls battoit avec*
une vîteſſe étonnante ; alors c'étoit du feu
qui parcouroit mes veines : puis tout-à-coup
mon ſang paroiſſant intercepté dans ſon cours,
une eſpece de moîteur couvroit mon front,
& je me ſentois défaillir, quoique ſans dé-
lire & ſans perdre connoiſſance. Il ajoute que
reſtant ſans eſpoir... ne pouvant plus ſup-
porter le mouvement du chameau.... jeté dans le
déſert, là, étendu ſur la terre, ſans autre ſe-
cours qu'un peu d'eau, la nature travailla puiſ-
ſamment à expulſer le poiſon qui l'oppreſſoit...
Un des bubons s'ouvrit de lui - même....
alors les parties, tombées en ſphacele, forme-
rent des eſcarres dures & épaiſſes, qui, ſe
cernant & ſe détachant du vif, laiſſerent
à découvert de profonds ulceres. Le moment
de la chûte des chairs a été la premiere épo-
que de mon ſalut ; une ſuppuration abondante
s'établit, & la fievre me quitta preſque auſſi-
tôt.... Après une vingtaine de jours ainſi

écoulés, ma foibleſſe étoit extrême ; car mes plaies ſuppuroient prodigieuſement ; &, pour tout panſement, j'étois réduit à les laver avec un peu d'eau. Il étoit à craindre qu'expoſées au grand air elles ne s'envenimaſſent. D'ailleurs, preſque nu, étendu à terre, ſur un peu d'herbes ſeches, le jour au ſoleil, la nuit ſous un coin d'abri où l'on me traînoit, il ne m'étoit poſſible de goûter deux heures de ſommeil, &c.

Toutes ces circonſtances ſont on ne peut pas plus affligeantes, j'en conviens ; mais il n'y en a pas une qui ne montre la ſageſſe de la nature, & les contradictions dans la maniere de traiter cette maladie. Perſonne ne doutera qu'elles n'aient été très-contraires à l'état du malade ; je penſe différemment, & je crois qu'il a dû ſon ſalut à l'air libre, à l'abſtinence, au défaut de vêtemens & à l'eau fraîche, tant en boiſſon qu'en lotion. Ce qui devroit nous ſervir de leçon, pour ne pas tenir ces malades enfermés, & pour ne pas leur preſcrire des boiſſons chaudes, en les faiſant reſter conſtamment dans des lits, qui ne peuvent que hâter le développement &

l'action du venin (1). Pendant la derniere pefte qui ravagea quelques – unes de nos provinces méridionales, on éprouva que le meilleur moyen de guérir cette maladie étoit de faciliter l'éruption des bubons. M. de Sauvages dit qu'à *Alais* on eut plus de fuccès qu'ailleurs, parce qu'on s'occupa effentiellement de cette indication. Y a – t – il quelque remede, quelque méthode qui les ait fait paroître plus promptement, plus facilement, en plus grande quantité, qui les ait fait ouvrir plutôt, & qui les ait fait fuppurer plus abondamment que dans le cas que je cite ? Je fuis très-convaincu que le mouvement du chameau y a beaucoup contribué. Concluons donc que fi la nature a été

_____

(1) En 1778, j'avois propofé à Breft de traiter la dyffenterie, le fcorbut & toutes les fievres de mauvais caractere, en plate campagne, fous des tentes difpofées en rayons comme une roue de caroffe, au centre defquelles on auroit établi toutes les commodités du fervice, tandis qu'on auroit fait tout autour une forte tranchée pour y dépofer toutes les immondices, qu'on auroit journellement recouvertes de terre. Je fuis perfuadé que ce feroit la meilleure maniere de traiter dans la belle faifon, la pefte, toutes les maladies contagieufes & les épidémies des armées.

fi puiſſante dans un ſi grand abandon , elle peut l'être également dans les maladies d'un genre moins violent ; & que cette obſervation , jointe à ce qui ſe pratique aujourd'hui dans l'inoculation de la petite vérole au grand air , nous avertit de ſuivre cet exemple dans le traitement de preſque toutes les maladies aiguës , mais ſur — tout des fievres ardentes & inflammatoires. La nature triomphera alors, & l'art n'aura pas grand-choſe à faire ; mais le médecin aura beaucoup à penſer , & encore plus de meſures à prendre.

IVe. CLASSE.

Maladies ſpaſmodiques , ou convulſives.

Les affections nerveuſes , connues ſous le nom de vapeurs , les affections hyſtériques , les affections hypocondriaques , tiennent le premier rang parmi les maladies ſpaſmodiques. On pourroit dire auſſi qu'elles ſont les plus diſtinguées & les plus diſpendieuſes , parce qu'elles ſont plus communes & preſque particulieres parmi les grands , les ri-

ches, les gens du bon ton, & que rien n'y
eſt épargné. Ces maladies ont été de tout
tems traitées par-tout avec le plus de ſoin,
le plus d'attention, & par les gens qui ſe
prétendent les plus habiles. Pluſieurs en ont
fait leur unique occupation. On y a prodi-
gué les remedes de toute eſpece : la ſcience,
l'ignorance, l'art, l'artifice, la ruſe, la ſu-
percherie, l'illuſion, le menſonge, la fourberie & l'impoſture ; tout s'eſt armé juſqu'à
la fureur pour combattre cette hydre. Qu'en
eſt-il arrivé ? Les aſſociations, ou plutôt les
ſectes nombreuſes qui ſe ſont formées, dans ces
derniers tems, des malades eux-mêmes, ſous
les auſpices d'un génie particulier, ne prou-
vent pas que le nombre en ſoit diminué. Les
ſcenes extravagantes & ſcandaleuſes qu'a
données ce nouveau genre de milice, ne ſont-
elles pas la preuve la plus évidente d'un accroiſſement ſenſible du mal, au lieu de la
découverte d'un nouveau remede ? L'enthouſiaſme lui-même, pouſſé à un ſi haut degré,
qu'il a mis en jeu toutes les paſſions, n'eſt-
il pas un nouveau ſymptôme, ou celui de
tous les ſymptômes qui montre le plus ma-

nifeftement l'excès du mal? Car enfin, tout le monde convient que les phénomenes de ces maladies intéreffent également l'efprit & le corps. Or, l'enthoufiafme n'eft certainement pas une des moindres affections morales, & il ne peut pas être naturel, lorfqu'il eft extrême.

Mettant à part toutes les conféquences qu'on pourra tirer de mes doutes, fi j'avois befoin de nouvelles preuves pour me confirmer dans l'opinion où je fuis que jamais on ne viendra à bout de guérir les maladies fpafmodiques , qu'en changeant l'état des nerfs ; & que jamais les remedes ne produiront cet effet, auffi fûrement que la nature, je les trouverois dans la premiere obfervation de l'ouvrage de M. de Beauchefne , page 141 ; mais comme elle eft un peu trop gaillarde, je préfere la feconde. La voici :

« On trouve dans *Tulpius* une obferva-
» tion analogue. Une demoifelle, qui avoit
» été promife en mariage à un jeune homme
» qui lui plaifoit beaucoup , fut attaquée fu-
» bitement de *catalepfie*, quand on lui ap-

» prit que ſon mariage étoit rompu. En vain
» on employa toute ſorte de remedes pour
» faire ceſſer ce cruel état. Enfin , au bout
» de 24 heures, on lui fit entendre , par le
» moyen d'un grand bruit , qu'elle ſeroit
» bientôt mariée ; cette heureuſe nouvelle lui
» rendit ſubitement la ſanté. »

Je m'abſtiens de toute réflexion, pour prier
mes lecteurs de demander ce que c'eſt que
la *catalepſie* , & de réfléchir ſur les effets
de toutes ſortes de remedes , comparés à la
vertu d'un amant, avant de me dire ſi j'ai
tort ou raiſon,

V^e. CLASSE,

Maladies dypſnoiques , ou Eſſouflemens.

Il y a trois ſortes de maladies dypſnoi-
ques ; ſavoir, celles qui accompagnent les
maladies aiguës , celles qui dépendent des
difformités de la poitrine, & celles qui naiſſent de l'altération des humeurs & des organes de la reſpiration. Il n'eſt queſtion que
de celles - ci dans la cinquieme claſſe de

M. Sauvages. Il comprend les autres dans la claſſe des maladies dont elles ſont la ſuite ou le ſymptôme. Par cette raiſon, nous excluons de celle-ci l'*angine*, la *pleuréſie*, la *péripneumonie*, l'*hydropiſie* de poitrine, l'*empieme*, les *catharres*, &c. Nous la bornons au *hoquet*, au *cochemar*, à la *courte haleine*, à la *ſuffocation*, à l'*aſthme*.

En réduiſant ainſi ces maladies, nous les fixons à celles dans leſquelles il y a eſſentiellement une difficulté accidentelle de reſpirer, occaſionnée par des obſtacles dans les organes & dans les parties dont le jeu de la reſpiration dépend. Les cauſes de toutes ces maladies ſe réuniſſent dans l'aſthme, qui eſt la plus forte, la plus commune, & qui eſt généralement connue de tout le monde. Or, il n'y a perſonne qui ne ſache, qu'il y a infiniment peu d'aſthmatiques qui guériſſent par l'uſage des remedes le plus long-tems & le plus réguliérement adminiſtrés, tandis qu'il y en a beaucoup qui guériſſent, à différens degrés, par le ſeul changement de régime, de conduite, & par des

précautions très-légeres ; le fait fuivant fup-
pléera à tout ce que je pourrois dire à ce fujet.

Un particulier, depuis long-tems afthma-
tique, aifé & fort adonné à tous les plaifirs,
fouffroit fi cruellement toutes les fois qu'il
fe mettoit dans fon lit, qu'il effaya de paffer
les nuits fur fon fauteuil. Il s'y accoutuma
bientôt & s'en trouva fi bien , que, pour ne
pas être tenté de fe coucher , il fit enlever
les lits de fon appartement. Il y avoit dix ans
qu'il n'en faifoit plus ufage , lorfqu'il lui arriva un revers de fortune qui l'obligea de
s'expatrier, fans avoir d'autre reffource pour
fubfifter, que fon induftrie. Dès qu'il fe crut
en fûreté , il fe coucha pour fe refaire de
fes fatigues, fans penfer à fon afthme, dont
il ne s'étoit pas apperçu depuis la feconde
journée après fon départ. Il y a plus de dix
ans qu'il n'en a pas eu la plus légere atteinte.
Je ne puis alléguer aucune circonftance d'un
fait auffi fingulier ; mais je puis le faire cer-
tifier par des gens dignes de foi ; & on ne
devra avoir aucune peine à le croire, fi on
veut réfléchir fur ce que j'ai dit des crifes.

VIe. CLASSE.

Les Paralysies.

Cette classe est très-nombreuse ; elle contient cinq ordres , & chaque ordre comprend plusieurs genres, qui se subdivisent en beaucoup d'especes , dont les principales sont...

Dans le premier ordre, *l'engourdissement*, la *foiblesse de la vue*, la *cataracte*, la *goutte sereine*, la *perte du goût*, de *l'odorat*, la *surdité*, &c.

Dans le second , le *dégoût* des alimens & des boissons , *l'impuissance*, &c.

Dans le troisieme , le *bégaiement* , la *paralysie*, *l'hémiplégie*, la *paraplégie*, &c.

Dans le quatrieme , *l'épuisement* , la *lypothymie*, la *syncope*, *l'asphixie*, &c.

Dans le cinquieme , la *catalepsie*, *l'extase*, les *affections comateuses*, la *léthargie*, *l'apoplexie*.

M. l'abbé de Bertholon , qui s'est amusé à faire un traité de médecine électrique à sa façon, c'est-à-dire, fort ingénieux, sans avoir fait attention à l'axiome qui dit : *Ubi*

definit physicus, *ibi incipit medicus*, prétend
que cette claſſe de maladies eſt le triomphe
de l'électricité. Ce mot de triomphe ren-
ferme tous les avantages de tous les autres
moyens curatifs ; & le ſublime du triomphe
conſiſte à vaincre des ennemis qui ont été
attaqués ſans ſuccès. Je crois bien qu'il
pourroit citer un nombre infini de cas où
tous les autres remedes ont réellement échoué ;
je ſerois donc enchanté de pouvoir applau-
dir à ce triomphe, mais je n'ai pas les mêmes motifs que M. l'abbé de Bertholon. Parmi
le petit nombre de faits qu'il cite, il en eſt
peu dont je n'aie eu quelque connoiſſance,
pour avoir vu, lu, ou entendu parler de ce
qu'il en rapporte, & il s'en faut beaucoup
que j'en aie vu le même réſultat. J'ai vu que,
dans *quelques cas*, l'électricité a produit de
bons effets ; mais je n'ai pas encore vu
qu'elle ait produit une guériſon complete
qu'on puiſſe citer, & je l'ai vue en défaut
auſſi ſouvent que tout autre remede. Il me
ſemble qu'à Paris, de l'aveu même des médecins & des phyſiciens qui ont adopté cette
pratique, ou qui en ont été expreſſément

chargés, on n'eft point fondé à dire que l'expérience la plus conftante décide hautement, que, dans la plupart des maladies de cette famille, l'électricité pofitive eft un remede fouverain.

Je crois même, en conféquence de mes principes, un peu différens de ceux de M. de Bertholon, qu'il y en a beaucoup où elle doit être contraire ; & , en fuivant les fiens en tout point, je ne puis pas tirer les mêmes conféquences que lui des faits authentiques qu'il cite. Je m'arrête à celui qui eft rapporté dans fon traité de l'électricité du corps humain, page 283, où il eft queftion de la guérifon du nommé Charlemagne. « Ce fujet, y eft-il dit, après avoir pris » quelques remedes … a été électrifé pen- » dant plus de huit mois, deux heures par » jour..... Le premier mois fe paffa fans » fuccès apparent ; ceux qui eurent lieu dans la » fuite furent d'abord très-lents. Ils ne de- » vinrent marqués que quatre mois après » l'électrifation, & rapides dans le fixieme » mois. Il s'établit de bonne heure une fa- » livation qui s'eft foutenue pendant tout le

» traitement , & qui a été aidée par l'ufage
» de la petite fauge mâchée. Le jeune homme
» marche , & travaille à fa profeſſion (de
» metteur en œuvre) , ce qu'il ne pouvoit
» faire auparavant. »

Cette obſervation paroît bien favorable à
l'électricité , j'en conviens ; mais eſt-elle dé‑
ciſive , & , en l'examinant de bien près ,
ne dépoſeroit‑elle pas plutôt en faveur de
la nature que de l'électricité? Je le demande
à M. de Bertholon. Il s'eſt propoſé de faire
le bien ; je reſpecte ſon intention , & je le
prie de croire que je n'en ai pas d'autre.
C'eſt ce motif qui m'oblige à déclarer que ,
dans tous les cas de relâchement , je crois
que l'électricité peut être très – ſalutaire ; &
qu'au contraire dans les cas de contraction ,
de ſéchereſſe & d'appauvriſſement , elle doit
être nuiſible ; & qu'enfin dans les cas d'a‑
tonie , d'*imperméabilité* & d'*oblitération* ,
il eſt impoſſible qu'elle réuſſiſſe (1) , ſi elle
n'eſt pas manifeſtement contraire.

---

(1) Paralitici quibus præter motûs impotentiam, pars
corporis affecta extenuatur, incurabiles ſunt. *Hipp. Prorrh.*

VIIe. CLASSE.

Maladies dolorifiques , ou les Douleurs.

Les maladies de cette claſſe , que M. de Sauvages diviſe en cinq ordres , peuvent ſe réduire à deux généraux, qui comprennent les douleurs vagues & les douleurs locales. On compte parmi les premieres le *rhumatiſme* , la *goutte* , le *prurit* , la *crampe*, l'*anxiété*, le *catharre*, &c. Parmi les ſecondes, la *céphalalgie* , la *migraine* , l'*ophtalmie* , l'*odontalgie* , l'*otalgie* , la *cardialgie* , les *différentes* eſpeces de *colique*, la *néphrétique*, la *ſciatique* , &c.

Ces maladies pourroient être regardées , à plus juſte titre que les précédentes , comme le triomphe de l'art & de l'électricité ; cependant les faits ne ſont pas plus favorables à l'un qu'à l'autre. On ſait que l'opium en eſt le ſpécifique ; mais l'effet en eſt ſi douteux , qne les gens prudens aiment mieux ſouffrir que de courir les riſques d'un ſoulagement trompeur. J'ai vu , il n'y a pas long-tems , une dame preſque paralytique des extrémités inférieures,

& qui a été plus d'un an à se rétablir pour en avoir pris un grain en lavement, dans une colique dont elle fut délivrée dans l'instant. J'en ai vu d'autres plus hardis s'y accoutumer, le porter à des doses extraordinaires, sans succès ; l'abandonner ensuite, & guérir sans savoir comment, après avoir tenté inutilement toutes sortes de remedes pendant des années entieres. Je puis citer un frere capucin, devenu presque imbécille d'un mal de tête, dont rien n'avoit pu le délivrer, ni le soulager, que momentanément, dans l'espace de deux ans. Lorsqu'il eut tout abandonné, il lui survint une tumeur indolente, de la grosseur d'une aveline, à la partie supérieure de l'occipital, vers la réunion de la suture avec les pariétaux. Un matin, se sentant mouillé, il y porta la main, & saisit quelque chose qui vacilloit ; c'étoit un petit os *vormien* qu'il enleva. Dès ce moment, il fut guéri. Il n'y a point de douleur à l'égard de laquelle on ne puisse citer des exemples aussi singuliers de l'insuffisance de l'art & du triomphe de la nature, sans en excepter la goutte, qu'on regarde & qu'on doit regarder comme invincible &

comme

comme indélébile , d'après l'adage. *Tollere nodofam , nefcit medicina podagram.* Le fait fuivant, que je ne garantis pas , mais que je rapporte fur le témoignage de tous les honnêtes gens du lieu , en eft une preuve.

Le receveur des deniers du roi , qu'il avoit diffipés , dans un bourg voifin de la domination de la reine de Hongrie , retenu depuis plus de trois mois fur fon fauteuil , par un violent accès de goutte , à laquelle il étoit fort fujet, ayant appris , par fon fils , vers les 9 heures du foir , un jour du mois de février , par le tems le plus affreux de cette faifon , qu'il devoit être arrêté le lendemain , dit à cet enfant , âgé de 16 à 17 ans : .... Mon fils , porte - moi mes fouliers. ... Vous ne pouvez pas les mettre , répond l'enfant....... Porte - moi mes fouliers , te dis - je...... porte - moi un peloton de ficelle que tu trouveras - là. ... Donne-moi deux ferviettes. ...... Le pere , muni de tout cela , abat l'empeigne des fouliers , y place fes pieds gros comme un pain de deux fous , (c'eft l'expreffion des hiftoriens) & enveloppés de flanelle ; les recouvre d'une ferviette , &

affujettit le tout par plufieurs tours de ficelle.
Ainfi affublé : Prends ce bâton, dit- il, à fon
fils.... donne-moi celui-là & ton bras..... Il
part , fans ajouter un mot de plus , avec cet
enfant , dans l'obfcurité de la nuit , à travers le vent , la pluie , la neige , & marche
quatre à cinq heures de fuite , fans favoir où
il étoit , plus inquiet de ne pas rencontrer les
endroits qu'il connoiffoit , que fatigué. Il ap•
perçoit une lumiere ; il y va pour reconnoître fa route , & il apprend qu'il s'en
eft écarté de trois ou quatre lieues. Sans fe
déconcerter, il demande qu'on lui faffe chauffer une pinte de biere ; il en boit la moitié,
donne l'autre à fon fils,& fe remet en route. Il
fe trouve enfin en fûreté le lendemain vers les
dix heures du matin, mange un morceau, fe
couche, ne fe leve que le lendemain. Il repart
avec fes fouliers , chauffés à l'ordinaire , fans
obftacle & fans douleur, & fans qu'il en eût
eu la moindre atteinte quinze ans après , à
l'époque où l'on m'a raconté cette hiftoire.

VIIIe. CLASSE.

*Maladies de l'esprit ou erreurs de l'imagi-
nation.*

La huitieme claffe comprend les maladies
paraphroniques ; c'eft – à – dire , les folies
ou les aliénations d'efprit , dont les plus graves font la *démence* , la *manie* , la *ftupidité* ;
le *fomnambulifme* , la *maladie du pays* , le
fatyriafis , la *nymphomanie* , la *fureur* , le
tranfport , & quelques autres genres moins
confidérables , comme l'*oubli* , la *frayeur
nocturne* , la *fantaifie* , l'*antipathie* , la *ber-
lue* , le *tintoin* & le *vertige*.

Il n'y a certainement point de maladies
dans lefquelles on emploie des remedes auffi
prompts & auffi actifs. Les faignées du pied ,
de la jugulaire , de la temporale , les vomi-
tifs , les purgatifs draftiques , les bains froids, y
font prodigués par-tout ; cependant la grande
quantité d'aliénes qui furchargent les hôpitaux
des grandes villes, les maifons de force, les com-
munautés & beaucoup d'établiffemens particuliers , atteftent , finon l'impuiffance, au moins
l'infuffifance des moyens ordinaires de l'art

pour les vaincre. Le peu de fuccès qu'on en voit depuis long-tems ne devroit-il pas faire fentir qu'en aſſommant ainſi la nature, ſi on peut s'exprimer de la forte, il n'eſt pas étonnant qu'on l'abrutiſſe, au lieu de la rétablir ? Ne feroit-il donc pas plus naturel & plus raifonnable de tenter des moyens contraires ? Quant à moi, j'ai de fortes raifons pour me perfuader qu'en rapprochant ces traitemens de celui des affections nerveuſes, c'eſt-à-dire, en tâchant de changer l'état des nerfs, par une conduite & par un régime abfolument oppofés à celui qui les a précédés, on auroit ſûrement moins de regrets, ſi on n'avoit pas plus de fatisfaction & plus de fuccès.

Dans les autres maladies, ceux qui en font atteints font en proie à la douleur & aux angoiſſes, dont ils prévoient le terme heureux ou malheureux, qui doit décider de leur fort, & les rétablir dans l'ordre de la fociété. Ici, l'homme en eſt féparé & réduit au-deſſous de l'état de la brute. Eſt-il rien de plus propre à faire faire des réflexions, & les plus puiſſans efforts pour changer un fpectacle qui doit affecter, affliger & humilier l'humanité entiere ?

IXe. C L A S S E.
Maladies évacuatoires, ou flux.

La neuvieme claſſe comprend les maladies évacuatoires, ou les flux, c'eſt-à-dire, tous les écoulemens de ſang, de ſéroſité, de bile, de différentes autres humeurs ; par conſé-quent, les *hémorragies,* les *hémorroïdes,* les *dyſſenteries,* les *pertes des femmes,* le *plica,* la *lienterie,* le *flux hépatique,* les *cours de ventre de toute eſpece,* les *ſueurs,* la *ſali-vation,* l'*expectoration,* l'*incontinence d'u-rine,* &c.

Les remedes de toutes ces maladies ſont très-nombreux, & peut – être ſuſceptibles d'un ſuccès plus conſtant que dans toutes les autres maladies. Cependant ſi on ſe donnoit la peine d'en ſuivre les effets, on verroit que, quoiqu'ils en guériſſent beaucoup, la nature en guérit encore davantage. Ces maladies ſont très-communes parmi le peuple ; mais comme elles ne ſont pas ordinairement ſui-vies de grandes douleurs, ni de beaucoup d'accidens, il eſt rare qu'on appelle du ſe-cours, à moins qu'elles ne tournent mal.

Xᵉ. CLASSE.

Maladies cachétiques, ou Cachexies.

Les cachexies, étant le figne certain du plus mauvais état des folides & des fluides, ne peuvent faire honneur ni à l'art ni à la nature. On en guérit fort peu, de telle maniere qu'on s'y prenne, lorfqu'elles font confirmées. Il eft vrai qu'elles font fort peu de fenfation parce qu'elles traînent en longueur, & qu'elles n'enlevent les malades qu'en détail. La plupart peuvent cependant guérir affez promptement & affez facilement, lorfqu'on s'y prend de bonne heure, mais toujours moins par les remedes actifs, que par la conduite & par le régime. Je puis citer pour exemple le fcorbut le plus confirmé, qu'on peut regarder comme l'abrégé & l'extrême de toutes les cachexies. J'ai eu occafion de le traiter deux fois en grand, c'eft-à-dire, fur un grand nombre de malades à la fois, lors de la rentrée de l'efcadre de M. le comte d'Orvilliers, en 1778 & 1779. Je puis attefter que, fur plus de 500, dont plus d'un tiers étoient auffi noirs fur toute la furface du corps, qu'une vieille *échymofe*, il n'en eft mort que 7 ou 8, & que les autres font guéris, comme par enchantement, fans qu'ils aient incorporé d'autre drogue de pharmacie, que la crême de tartre & les acides minéraux.

Il feroit inutile de pouffer plus loin le parallele des effets refpectifs de la nature & de l'art dans la terminaifon des maladies. Ce précis fuffit pour faire voir qu'il n'en eft d'aucun genre que la nature ne puiffe vaincre fouvent toute feule, à plus forte raifon, lorfqu'elle fera fecondée par des remedes fagement adminiftrés, & qu'elle aura été difpofée de longue main par une mâle éducation à fe prêter à leur action & à réfifter aux affauts les plus violens. Ces généralités font néanmoins peut-être trop vagues, pour décider fi la nature en termine réellement autant que l'art ; mais elles font affez conféquentes pour le faire préfumer. Nous n'avons pas befoin d'une conviction abfolue fur ce fait, mais bien d'une certitude fur l'influence particuliere de la nature, même dans les cas où il femble qu'on doive y compter le moins.

Nous ne cherchons pas non plus à favoir fi c'eft la nature qui guérit, foit qu'elle agiffe feule, foit qu'elle foit aidée par les remedes. Ce n'eft plus une queftion ; il y a long-tems qu'elle a été décidée (1). Nous cherchons au contraire à favoir comment elle guérit, & pourquoi elle ne guérit pas toujours, lorf-qu'elle paroît fe fuffire, fans cependant lui imputer comme un mal le bien qu'elle ne fait pas & qu'elle pourroit faire. Nous n'i-miterons pas en cela J. J. Rouffeau, qui ré-forme la médecine & les médecins, préten-dant qu'il vaudroit mieux n'en pas avoir, parce qu'ils ne guériffent pas toujours. Ce font les écarts d'un grand homme qu'il faut refpecter, dit-on, fans doute parce que les grands hommes n'en font pas de petits : foit ; mais les écarts d'un grand homme ne doi-vent pas empêcher de réfléchir, & la ré-flexion n'eft jamais fi néceffaire, que lorf-qu'il eft queftion d'écarter des préjugés dans

---

(1) Naturæ morborum médicatrices. *Hip. Epid. 6.*

Ars medica, ab eo quod moleftum eft liberat, & id ex quo quis ægrotat auferendo, fanitatem reddit. Idem & natura per fe facere novit. *Hip. lib. 1. de vic. rat.*

des difcuffions férieufes & utiles. Celle-ci eft
de ce genre, & décele une inconféquence
qu'il eft important de relever. Parce que le
foleil produit des orages, parce que le vent
produit des tempêtes, parce que la mer caufe
des naufrages, parce que le vin produit l'i-
vreffe, s'enfuit – il qu'il vaudroit mieux qu'il
n'y eût point de foleil, point d'air, point
d'eau, point de vin ? Cette façon de raifonner eft-elle bien raifonnable ? Si les opérations de la nature ne font pas fans inconvéniens, peut-on exiger que celles de l'art n'en
aient point & qu'il foit plus parfait ? Eft-on
fondé à fe plaindre de l'un & de l'autre, parce
qu'ils n'agiffent pas felon nos vœux, fur-tout
lorfqu'on n'en fuit pas les loix ? Les hommes
qui font privés des fecours de la médecine,
& ceux qui la dédaignent, vivent – ils plus
long-tems ? Se portent-ils mieux que ceux
qui n'en abufent pas ? Voilà à quoi fe réduit
la queftion. Si les penfeurs à paradoxes fe
confidéroient eux-mêmes, & s'ils ne crai-
gnoient pas cet excès d'inconféquence, peut-
être fe plaindroient – ils encore plus de la
nature que de l'art, quoiqu'il femble qu'elle

ait voulu les indemnifer du défaut des qualités phyfiques par les qualités morales. Quoi
qu'il en foit, quant à nous, bien convaincus
que, dans la nature comme dans l'art, tout
a fes contraires, que l'inconvénient eft à côté
de l'avantage, comme le mal à côté du bien,
nous croyons que la nature ne guérit pas
toujours, parce qu'elle trouve fouvent des
entraves qui l'arrêtent dans les fujets chez
lefquels elle opere. Nous ne demandons pas
pour cela qu'elle agiffe fans le fujet, comme
J. J. demande que la médecine vienne fans
le médecin, qu'il charge gratuitement de
toutes les fautes, comme s'il étoit le maître
de vaincre les difficultés qui réfiftent à la
nature même (1). C'eft une abfurdité qui a

---

(1) Le trouble de l'ame, l'inquiétude, la peur, la
frayeur, peuvent rendre la maladie la plus légere très-
grave & même mortelle, malgré tous les efforts de la
nature & de l'art. Le défaut de confiance, ou le doute
feul, peut produire cet effet. J'ai vu mourir de frayeur,
en trois jours, un homme des plus vigoureux, qui per-
dit la tête à l'afpect des premiers fymptômes d'une maladie qu'il redoutoit ; tandis qu'on l'avoit vu tous les jours
expofé, pendant toute la guerre, aux coups du canon
& du fufil, fans la moindre émotion.

amufé beaucoup de monde dans le tems,
comme une faillie neuve & fublime, tandis
que ce n'eft qu'une fade répétition de ce qui
a été dit avec plus de fens, long-tems avant
lui, par les médecins mêmes. *Fuge medicos
& medicamenta, fi vis effe falvus.* Y a-t-il
quelqu'un qui fe foit expliqué fur la médecine avec cette énergie ? Ce ne font donc
pas ces médecins, ni ceux qui les imitent,
qui empêchent l'art ni la nature de guérir. Qui
eft-ce donc qui les en empêche ? La réponfe
fera auffi courte, auffi claire que fimple. C'eft
tout ce qui eft en nous & hors de nous. C'eft
notre conftitution, c'eft notre moral, c'eft
notre imagination, c'eft la pufillanimité de
notre ame, qui, lorfqu'elle fe concentre, lorfqu'elle s'affecte à un certain point, enchaîne
toutes les facultés de la nature ; ce font les
influences de tout ce qui nous environne, qui
font fur nous les impreffions les plus fâcheu-
fes, pour n'y avoir pas été accoutumés ; ce
font les abus que nous faifons de la machine,
qui en ufent les refforts ; ce font nos maximes, nos ufages, notre maniere de vivre,
nos penchans, nos préjugés, notre fenfualité,
nos defirs, nos erreurs enfin fur les moyens

qu'il faut prendre pour former & pour conferver ces refforts ; ce font les erreurs des
malades & de ceux qui les approchent , qui
empêchent fouvent la nature de guérir , &
non celles de l'art , ni celles des maîtres de
l'art. Ceux-ci vous exhortent fans ceffe à la
mettre en état d'agir , à la laiffer faire , à la
feconder ; & vous l'affoibliffez , vous la
détournez, vous la contrariez , vous la vio-
lentez , vous la forcez ; & , au lieu de lui
obéir , vous vous croyez en droit de lui commander , comme vous prétendez commander
à l'art & aux médecins , en les afferviffant à
vos fantaifies , à vos caprices & à vos faux
raifonnemens. Songez au moins qu'ils pourroient vous faire la réplique de Phedre (1);

---

(1) Ne futor ultrà crepidam.

J'avois fait la plus ferme réfolution de ne pas dire une
fyllabe du magnétifme , ni des magnétifeurs , par une
très-bonne raifon; c'eft que je n'y entends rien , & que
je me trouve peu difpofé à concevoir , comment il eft
poffible de voir *par l'eftomac,* quoique je ne fois pas fujet aux *intermittences d'un médecin , qui voudroit bien ne
pas croire.* Mais je viens de lire (aujourd'hui 10 octobre
1786) une petite brochure , fous ce titre : *Effai fur la
théorie du fomnambulifme magnétique , par M. T. D. M.,*

car enfin il n'appartient qu'à ceux qui ont long-tems & profondément médité la fcience

---

novembre 1785 , à *Londres* , 1786, qui me néceffite à faire ma profeffion de foi en médecine, pour n'avoir plus rien à répliquer à des apoftrophes ufées, auffi fouvent répétées dans les fociétés, que dans les écrits polémiques de tous les fectaires, qui s'enflamment au moindre doute fur leur doctrine, comme le phofphore par le contact de l'air.

Je crois donc très - fermement :

1°. Qu'en médecine on ne doit *rien croire* que fur des *preuves de fait*.... parce que les raifonnemens les plus conféquens, en apparence, peuvent être très - erronés dans le fond.

2°. Que les faits, pour être convaincans, doivent être *conftans & ordinaires, ou communs*.... parce que les faits *extraordinaires , rares & ifolés*, font des *phénomenes* , & que les phénomenes ne doivent pas faire loi, ni fervir de regle de conduite.

3°. Que les faits doivent être felon *les loix ordinaires de la nature*, & fe répéter le plus fouvent dans les *mêmes circonftances*, & dans tous les *fujets difpofés à peu près de même* , indépendamment de la différence de la conftitution & du fexe.

4°. Que plus les faits s'éloignent des *loix ordinaires de la nature*, & que plus ils approchent du *merveilleux* , moins ils font *croyables*, quelque avérés & quelque frappans qu'ils puiffent être.

5°. Que tout médecin qui croit , *fans ces motifs de*

& la nature , d'en juger. Mettez donc fur votre compte la plupart des malheurs qui

---

croyance, s'expofe aux erreurs les plus groffieres & les plus dangereufes pour la fociété.

Nihil affirmandum , nihil contemnendum ; contraria , pau-latìm faftâ acceffione , adhibenda & interquiefcendum. Hippoc.

Voilà la loi des médecins honnêtes. Ce qu'on leur re-proche comme entêtement fur la *circulation*, fur l'*anti-moine*, fur l'*émétique* , fur le *quinquina* , fur l'*inocula-tion*, &c., prouve autant leur fageffe & leur prudence, que la légéreté & l'inconféquence de ceux qui les jugent.

Par une conféquence néceffaire de ces principes, qui ne me font pas particuliers , les médecins n'ont pu ni dû fe comporter, à cet égard, autrement qu'ils l'ont fait ; c'eft-à-dire, qu'ils n'ont pû ni dû admettre la circula-tion, l'antimoine, l'inoculation, &c., que fur des faits conftans, bien avérés , fouvent répétés , & toujours exaftement conformes aux loix ordinaires de la nature. C'eft le feul genre de preuves auquel ils doivent fe ren-dre, & ce n'eft que par fucceffion de tems qu'on peut l'acquérir. Malgré toutes les clameurs, ils doivent donc continuer à fe comporter de même ; & il y a lieu d'ef-pérer qu'ils le feront.

Par une feconde conféquence auffi néceffaire, non-feulement ils ne doivent pas admettre le magnétifme, puif-qu'il n'offre encore rien que d'inintelligible, de merveil-leux & d'extraordinaire ; mais encore ils doivent le ré-

arrivent & qui doivent arriver, ou écoutez nos maximes & fuivez notre plan. Il ne tend

---

puter inadmiffible, de la maniere dont on le préfente, comme ils doivent le réputer très-bien jugé, *quant à préfent.*

C'eft donc à ceux qui font convaincus de fon utilité de fe preffer de raffembler une fomme de faits, auffi conféquens & auffi démonftratifs que ceux que nous avons acquis fur la circulation, fur l'émétique, fur l'inoculation, &c., & de nous les préfenter, *pour les répéter,* au lieu d'une multitude de volumes, où l'on étale, avec complaifance, une profufion de phyfique, de métaphyfique, de méchanique, de chimie, d'aftronomie & furtout d'enthoufiafme, qui peut amufer, mais qui ne fauroit perfuader que des gens crédules.

Si tout ce qui regarde cette prétendue nouvelle opinion, fort anciennement combattue, n'étoit pas auffi extraordinaire & auffi myftérieux, qu'on nous le dépeint tous les jours, je dirois qu'il eft bien étonnant, que les gens du monde les plus fufceptibles d'amour-propre, d'efprit de corps & d'entêtement fur tout ce qui les concerne, foient précifément ceux qui le reprochent aux médecins avec le plus d'amertume.

Abyffus abyffum vocat .... *nofce te ipfum.*

Ce que je trouve de véritablement merveilleux dans tout cela, c'eft que ce foient les hommes qui endorment les femmes, tandis que ce font les femmes, qui, de tout tems, ont endormi les hommes.

qu'à mettre la nature dans ſes droits & à l'y maintenir, en lui donnant la conſiſtance, la force & l'énergie qui lui ſuffiſent pour guérir ſeule, ou aidée des ſecours les plus légers & les plus ſimples (1). Les remedes actifs ſont des moyens que l'art lui réſerve comme une reſſource dans les cas graves où elle a beſoin d'appui, & dans les cas extrêmes où elle ſeroit impuiſſante, ſi elle étoit abandonnée à elle-même.

(1) Le public confond ordinairement les remedes avec les ſecours de la médecine. Il y a cependant une grande différence des uns aux autres. Les ſecours de la médecine conſiſtent dans la modification des choſes dont les malades uſent ordinairement ; comme les alimens, les boiſſons, le ſommeil, le mouvement, &c. Les remedes au contraire ſont tirés des végétaux, des animaux & des minéraux, ou d'autres productions naturelles ou artificielles, qui ne peuvent pas toujours ſe convertir dans notre ſubſtance. Ce qu'il y a d'étonnant, c'eſt que la plupart des gens de l'art, qui devroient connoître cette différence, ſemblent la méconnoître dans leur pratique, par l'habitude qu'ils ont contractée de preſcrire ſans ceſſe des remedes, tandis que les ſecours les plus ſimples pourroient leur ſuffire. Si on y faiſoit attention, ce ſeroit le moyen le plus ſûr pour diſtinguer les vrais médecins de ceux qui n'en ſont que les ſinges.

Ces cas extrêmes feront rares , fi , en con-
duifant les jeunes gens conformément à nos
maximes , vous donnez à l'homme l'énergie
propre à chaque conftitution. La nature triomphera alors plus fouvent & plus fûrement.
Elle tirera toujours plus d'avantages des remedes , parce qu'elle fera plus en état de leur
obéir ; ce qu'elle ne peut pas faire dans le
degré de foiblefle & d'épuifement où elle fe
trouve fouvent , privée de fes propres reffources , par la gêne , la contrainte & les
pratiques abfurdes auxquelles elle eft affu-
jettie , lorfqu'on a plus d'égards au rang ,
à la dignité , à la fortune , & à la façon de
penfer des malades , qu'à leurs befoins réels.
Il n'y a point de doute qu'on ne doive attendre de meilleurs effets des remedes , lorfque la nature fera fenfible à leur action &
qu'elle pourra la fupporter ; au lieu qu'il faut
néceflairement qu'elle y fuccombe , lorfqu'elle
n'a ni force , ni vertu ; ce qui arrive dans
l'état de dégradation où elle eft réduite , par
l'abus même des fecours qui devroient la foutenir & l'animer. Il n'y a qu'un moyen de
revenir fur fes pas , & d'éviter les erreurs

grossieres qu'on commet tous les jours à cet égard ; c'est de se rappeller que , quoique la guérison dépende essentiellement de la nature , & qu'elle l'opere quelquefois d'une maniere incompréhensible , l'art doit , dans l'état ordinaire des choses , agir avec elle, & qu'elle doit toujours servir de guide au médecin. C'est une regle générale , qui a ses exceptions comme les autres, & dont il faut expliquer le vrai sens , selon la judicieuse remarque de M. *le Clerc.*

« Quoique la nature, dit cet auteur, ait » le premier emploi dans la cure des mala- » dies , & que la crise qui les dissipe soit » essentiellement son ouvrage, il ne s'ensuit » pas que le secours de la médecine soit inu- » tile. La nature ne se suffit pas toujours à » elle-même ; ce principe actif est quelque- » fois incapable d'agir sans l'assistance des » agens convenables. Alors le témoin du com- » bat doit y prendre part. L'art lui offre des » secours sans lesquels la nature succomberoit. » Dans ce cas, la sagacité du médecin est » la balance qui fait pencher la victoire de » son côté.

» Il s'enfuit qu'il y a trois chofes à con-
» fidérer dans toutes les maladies ; le pouvoir
» de la nature, les fonctions du médecin &
» les fecours de l'art. La nature a le domaine
» & la premiere place , puifqu'elle eft au-
» deffus de tous les arts qui contribuent à
» la confervation de la fanté. Le médecin
» eft en fous-ordre & ne doit jamais tra-
» vailler que fous fa direction ; l'art a le
» dernier rang ; il fe prête aux vues du mé-
» decin, en fournifant aux befoins de la
» nature.

» L'office de l'art ne confifte que dans le
» *tems* & dans une *quantité* convenable de
» remedes que la nature puiffe mettre en
» œuvre , de la même maniere qu'elle em—
» ploie les alimens pour la nourriture du
» corps. »

L'office du médecin eft de choifir ce *tems*
& de déterminer cette *quantité*.

Voilà l'ordre établi & indiqué par la nature même. Dans toutes les maladies , elle
a une marche plus ou moins réglée , des fignes
plus ou moins évidens, & elle fait des efforts plus ou moins fenfibles pour faire

connoître fa fituation & fes befoins. C'eft
un langage que tout le monde n'entend pas,
mais que tout médecin doit entendre. Celui
qui ne l'entend pas, ou qui ne l'écoute pas,
n'eft pas digne de ce titre, & ne peut avoir
que des fuccès très-rares & par pur hafard. Ce
langage eft très-expreffif, & il ne faut pas
croire qu'il foit de pure convention. Il eft fondé
fur les opérations de la nature ; il y a pour
l'apprendre des regles, qui, quoi qu'on en
dife, font plus fûres qu'on ne penfe.

Un médecin ne peut pas ignorer que chaque maladie a fes périodes & fes crifes ; que
les crifes doivent être précédées de la coction ; que la coction eft l'ouvrage de la nature ; que les évacuations qui les précedent
font des crifes imparfaites ; que celles que
les remedes produifent font artificielles ; que
les unes & les autres font incertaines, &
qu'au lieu de diminuer le mal, elles l'aggravent ordinairement, tandis que les crifes qui
fuivent la coction, font parfaites, & qu'elles
délivrent très-promptement le malade, lorfqu'elles font complettes. Un médecin doit favoir encore que ces crifes ont un tems mar-

qué qu'on ne doit pas anticiper ; que c'eſt au plus haut degré de la maladie que la dépuration ſe fait ; que ce moment eſt le plus critique ; que, dans ce moment, on ne doit rien tenter, ſans une indication formelle; que le plus petit ſecours abat ou releve la nature, ſans aucun eſpoir fondé de revenir ſur ſes pas, ſi on a mal choiſi le moyen ou le moment de le placer.

C'eſt ſur ces opérations de la nature que le médecin doit régler les ſiennes. Si elle ſe comporte bien, ſi elle ſe ſuffit à elle-même, il doit être ſimple ſpectateur, & la laiſſer faire ; ſi elle eſt trop fougueuſe, il doit la modérer ; ſi elle eſt inactive, il doit l'animer & l'exciter. Les moyens dont il aura beſoin pour cela ſeront auſſi ſimples, auſſi faciles à trouver, qu'efficaces, lorſqu'il aura à traiter des ſujets ſains, forts & vigoureux, tels qu'on doit ſe promettre de les avoir, en ſuivant les maximes que nous indiquons, pour former des hommes, qui aient toutes les qualités que ce beau titre ſuppoſe.

C'eſt des ſoins de la jeuneſſe, plus encore que de ceux de l'enfance, que le ſuccès dépend. Après cette époque, on ne doit plus s'attendre qu'à voir des hommes chétifs & imparfaits, fans cesse exposés à mille maux, contre lesquels les efforts de l'art & de la nature, doivent nécessairement échouer le plus souvent, & que le savoir des médecins ne peut soutenir, dans cet état de misere, qu'en épuisant insensiblement le peu de ressources que comporte une foible constitution. Il y a trop d'exemples par-tout de cette triste vérité, pour qu'il soit nécessaire d'en citer de nouveaux, & les deux suivans fourniront la preuve la plus complette de la vérité contraire, qui n'est pas moins bien fondée. Ces deux observations seront encore comme une espece de récapitulation de toutes celles que j'ai rapportées dans cet ouvrage.

La premiere, qui est destinée à prouver que dans une bonne constitution la nature peut mettre à l'abri des maladies, ceux qui y font le plus exposés, regarde un jeune homme que j'ai vu naître. C'est un des enfans de M. Souquet, mon intime ami, conseiller, médecin du roi & de l'hôpital de Boulogne sur mer, où il jouit de toute la considération

que peuvent mériter à un homme public,
des fuccès conftans, depuis plus de trente ans,
la probité la plus ftricte, les vertus fociales, & un zele infatigable à foulager
les miferes de l'humanité dans les pauvres
comme dans les riches ; dans les calamités
publiques, comme dans les maladies ordinaires.

Quoique j'ai fuivi cet enfant avec une
forte de curiofité de vérifier l'horofcope
que je lui avois tiré qu'il feroit marin, pour
avoir vu avec étonnement l'ordre & l'ar-
rangement avec lefquels il chargeoit tout ce
qu'il pouvoit trouver & porter, à l'âge de
deux ans, fur fa petite chaife, qu'il traînoit
enfuite dans la chambre en guife de bâteau,
avec autant de précautions que d'intelligence,
j'ai cru devoir m'abftenir d'en faire le récit.
J'ai defiré le tenir de fon pere, & crainte
d'en altérer quelque circonftance, je le tranf-
cris tel qu'il me l'a adreffé, fans me permettre d'y rien changer, pas même les
termes les plus familiers, qui font foi qu'il
l'a confié à fon ami, fans favoir l'ufage qu'il
vouloit en faire.

La feconde, qui eft deftinée à faire voir que dans une bonne conftitution la nature peut guérir les maladies les plus graves fans le fecours des remedes, regarde un jeune-homme plus âgé de fept à huit ans, que j'ai vu habituellement pendant plus de quinze ans, & dont j'ai été le médecin dans plu-fieurs occafions, fans jamais avoir pu lui faire effayer d'autres remedes que des la-vemens.

PREMIERE OBSERVATION

Sur le pouvoir de la nature, pour préferver des maladies de tout genre les fujets bien conftitués, qui y font le plus expofés.

Boulogne, le 18 août 1786.

« C'EST Céfar, très-cher ami, qui a eu » la cuiffe fracturée à l'âge d'environ deux » ans, & non pas Augufte. C'eft donc » d'Augufte, âgé de vingt ans & demi, » dont vous defirez favoir l'hiftoire que » voici.

» Il a montré, dès fa plus tendre enfance, » la plus grande vivacité, & à mefure qu'il

» grandiſſoit, & qu'il ſe développoit, tant
» du côté du moral que du phyſique, ſa
» mémoire, ſon adreſſe à tout ce qu'il fai-
» ſoit, étoient extraordinaires & marchoient
» d'un pas égal avec l'âge & la taille; il ap-
» prenoit ce qu'il vouloit; mais que ſon
» vouloir étoit *maigre !* il n'a jamais pu ſe
» fixer à l'étude (1). La quatrieme, aſſez
» mal faite, a été tout ce que j'ai pu en tirer.
» Toute ſon enfance s'eſt donc paſſée à
» courir par-tout; à faire des choſes ſur-
» prenantes en adreſſe, hardieſſe, montant
» & grimpant par-tout comme un chat;
» nageant comme un poiſſon, à ſurprendre
» même tous les marins ; montant leſte-
» ment ſur toutes les parties & les cordages
» des navires, avec une vivacité & une
» adreſſe étonnante. Il eſt le premier & l'u-
» nique qui, non-ſeulement ait monté ici
» ſur la plus haute partie du grand mât des
» vaiſſeaux, terminée par une petite pomme
» où on place la flâme la plus élevée ; mais

---

(1) Remarquez que cet enfant, qui n'a jamais pu ſe
fixer à l'étude, n'en eſt pas plus gauche, ni plus borné.

» il s'y mettoit d'abord en équilibre vers
» l'ombilic ; étant ainfi placé fur cette
» pomme, il y faifoit le fimulacre de na-
» geur avec les bras & les jambes. Il s'y
» retournoit peu-à-peu fur le dos, où, après
» avoir pris l'équilibre, il reftoit encore,
» faifant aller les bras & les jambes pour
» lui fervir de balancier & conferver par-là
» fon équilibre. Le port étoit plein de monde
» pour voir ce phénomene faififfant pour
» l'acteur. Il fe retira de-là doucement &
» très-adroitement, & en defcendit auffi bien
» qu'il y étoit monté. Bref, il ne lui eft
» jamais arrivé, à notre connoiffance, au-
» cun accident ni chûte. Pour peu qu'il reftât
» dans un endroit, il y deffinoit, par idée,
» avec du charbon, de la craye ou des cou-
» teaux, des navires, des vaiffeaux, grands
» & petits. Fatigué de tout cela, ne fachant
» à quelle *fricaffée* le mettre, je l'envoyai
» chez les freres de Saint-Omer, où on en-
» feignoit le deffin & la marine de plus que
» dans les autres maifons de cet ordre. Ce
» ne fut qu'avec une peine incroyable qu'on l'y
» retint. Le *patin*, pendant l'hiver, en ufage

« dans ce pays-là, devint bientôt une de
« ſes paſſions. Il l'emporta en fort peu de
« tems ſur tous les *patineurs* du pays, ainſi
« que ſur les autres jeux d'adreſſe & d'exer-
« cice. Il ſurpaſſa également ſes camarades
« de claſſe, ſur-tout pour l'écriture ; mais
« il troubloit ſi fort l'ordre établi dans la
« maiſon, que j'ai été obligé d'avoir recours
« juſqu'au général de l'ordre pour l'y tenir.
« Perſuadé toujours que nous nous oppoſe-
« rions à l'exécution du deſſein qu'il avoit
« d'être marin, il trouva le moyen d'en dé-
« ſerter après neuf mois de ſéjour. Il ſe
« tranſporta à Dunkerque pour s'y embar-
« quer ; n'ayant pas trouvé à y remplir
« ſon objet de ſuite, il y fut reconnu, on
« l'engagea de revenir à la maiſon. Nous
« nous déterminâmes, peu de jours après
« ſon arrivée, à lui permettre de s'embar-
« quer, le 28 Novembre 1780, en qualité
« d'enſeigne, ſur le corſaire le comte de
« *Maurepas*, capitaine *Soubitel*, qui fut at-
« taqué par une frégate anglaiſe, le premier
« Décembre ſuivant ; elle le coula à fonds.
« Le vent, à cette époque, étoit très-fort,

» très-froid & la mer très-agitée. Augufte
» voyant la chaloupe chargée d'hommes déja
» éloignée de vingt à vingt-cinq pas du cor-
» faire, s'élança, comme il fe trouva, à la mer;
» joignit bientôt à la nage la chaloupe, où,
» quoique déja trop chargée, il fut reçu par
» confidération. Arrivés auprès de la frégate
» anglaife, & la chaloupe prête à faire *ca-*
» *pot*, Augufte faifit la patte d'une petite
» ancre, fufpendue le long du navire anglais,
» par où il alloit y monter. A peine com-
» mençoit-il à faire ufage de ce moyen,
» que fes compagnons d'infortune montant
» fur fon corps, comme fur une échelle,
» pour fe fauver, qu'Augufte, à raifon
» du poids de fes compagnons & de la dou-
» leur de fes mains, qu'il fentoit s'écorcher,
» ne pouvant plus faire ufage de ce moyen,
» fe laiffa tomber à la mer, évitant avec
» foin ceux qui s'y noyoient. Après avoir
» nagé pendant trois quarts-d'heure autour
» de cette frégate, il fe trouva du côté
» oppofé où on lui jetta une corde dont il
» fe faifit, pour qu'on le hiffât dans le na-
» vire. A peine fut il hors de l'eau, qu'à

» caufe des écorchures des mains & du poids
» énorme qu'ajoutoient au fien, les bottes
» & les vêtemens groffiers de mer, chargés
» d'eau, qui l'empêchoient de tenir & de
» fe foutenir à la corde ; il dit à fes cama-
» rades de le lâcher doucement à l'eau, de
» retirer enfuite la corde, d'y faire une
» grande anfe fixée pour qu'il pût y paffer
» les deux bras. Sa demande étant exécutée,
» & l'anfe de la corde paffée fous les aif-
» felles ; fix hommes enfin parvinrent, avec
» beaucoup de peine, à le hiffer dans la
» frégate anglaife. Là, étendu fur le pont,
» expolié par les matelots ennemis de ce
» qu'il avoit de meilleur, excepté de fon
» argent caché & coufu dans la ceinture
» d'une mauvaife culotte, prife à ce deffein,
» en cas d'accident, il fut placé dans le fond
» de la cale avec fes autres compagnons
» d'infortune. Pendant ce tems, les cha-
» loupes, & un autre petit navire anglais,
» pêchoient & fauvoient tous ceux qu'ils
» pouvoient, de façon que trois heures après
» ils fe trouverent enfemble dans la cale,
» au nombre de quarante — cinq fur cent

» foixante, dont leur corfaire, coulé à fond,
» étoit armé. Onze jours après on les mit
» à terre & on les conduifit dans les pri-
» fons, d'où Augufte ne revint que le 15 Fé-
» vrier 1781. Nous efpérions bien, à cette
» époque, qu'après une pareille épreuve, il
» auroit une fi forte *indigeftion* de marine,
» qu'à coup sûr, il y auroit renoncé déci-
» dément ; mais à peine fut-il arrivé ici des
» prifons d'Angleterre, qu'il demanda à fe
» rembarquer. Nous eûmes beau lui repré-
» fenter, avec toute la véhémence poffible,
» l'horreur & les dangers de cet état, rien
» ne fut capable de l'en détourner. Il fallut
» donc y confentir. Il s'embarqua en con-
» féquence le 7 Avril 1781, dans le corfaire
» le duc *d'Eftiffac*, capitaine *Hardouin*, où
» il avoit la qualité d'écrivain. Cette courfe
» fut terminée le 19 Juin fuivant par la prife
» du corfaire, après un combat des plus fan-
» glans, où le capitaine eut la partie fupérieure
» des deuxcuiffes fracaffée, dont il mourut deux
» heures après ; Augufte, près de lui, ne
» fut pas bleffé, mais il fe trouva couvert
» du fang de fon capitaine. Le fecond &

» quelques matelots furent auffi bleffés. Le
» corfaire rendu, on les conduifit dans les
» prifons, d'où ils revinrent le premier Sep-
» tembre 1781. Mon *apôtre*, auffi ardent &
» auffi paffionné que la premiere fois, malgré
» les triftes & tragiques débuts qu'il avoit
» éprouvés, fe rembarqua le 26 Décembre
» 1782, en qualité de novice dans le vaif-
» feau neutre les *Etats de Flandres*, pour
» l'Orient, de-là pour l'ifle de France. Ce
» navire étoit commandé par le capitaine
» *l'Hermite*, de Dunkerque, d'où ils étoient
» partis, dis-je, le 26 Décembre 1782,
» & où ils revinrent défarmer les 16 Avril
» 1783. Il s'embarqua enfuite ici en qualité
» de novice, le 8 Juillet 1783, pour *Cette*,
» dans le brigantin *la Paix*, capitaine *Frio-*
» *court*. De retour ici, le 16 Octobre, ils
» en repartirent pour Barcelonne, le 10 No-
» vembre fuivant, d'où ils revinrent le 19
» Mai 1784. Le capitaine fut fi content
» d'Augufte, de toutes les manieres poffibles,
» qu'il le fit fon fecond. Ils partirent enfuite
» le 4 Juin 1784, pour *Cette*. Leur retour
» fut le premier Octobre fuivant, & ils

» repartirent pour le même endroit le 22
» Octobre 1784, jufqu'en Octobre 1785,
» qu'ils défarmerent ici. A cette époque,
» ayant appris qu'il fe faifoit un armement
» confidérable à Dunkerque, pour aller à la
» pêche de la baleine, que le gouvernement
» favorifoit & encourageoit par de forts
» avantages, tant pour les armateurs, que
» pour les officiets & le refte de l'équipage,
» Augufte déterminé par tous ces appas,
» fe rendit à Dunkerque le 28 du même
» mois, pour obtenir, dans un de ces
» navires, la place d'officier. Il y fut
» reçu lieutenant; mais comme ils ne de-
» voient partir que vers la fin d'Avril, il
» fit, dans cet intervalle, un voyage à Bor-
» deaux, d'où il arriva affez-tôt pour oc-
» cuper la place qui lui avoit été promife.
» Ils partirent dans les premiers jours de
» Mai. On les attend dans le courant de
» Septembre ou dans la premiere quinzaine
» d'Octobre prochain.

» Augufte paffe pour un des meilleurs
» marins, tant pour la théorie, fur-tout pour
» les manœuvres, que pour l'activité & la
hardieffe;

» hardieffe; on dit en un mot, que c'eft un
» véritable loup de mer. Son caractere eft fec
» & décidé, rien moins que politique ni préve-
» nant. Il paroît plutôt fâché qu'on parle pour
» lui qu'autrement; je fuis perfuadé qu'il chan-
» gera à cet égard, qu'il s'en corrigera, &c.
» Il eft encore bien jeune. Sa figure eft
» paffable. Il eft maigre, nerveux, & d'une
» taille moyenne d'environ cinq pieds trois
» pouces. Voilà donc, cher ami, l'hiftoire
» de mon *céleftin* Augufte ».

REMARQUES.

Ce récit n'annonce pas qu'Augufte ait été
malade depuis qu'il a pris le parti de la
mer. S'il l'a été auparavant, c'eft fans conféquence; puifque le pere obferve que ce
n'eft pas lui qui a eu la cuiffe caffée, & qu'il
n'eft jamais venu à fa connoiffance qu'il lui
foit arrivé quelqu'accident, ou qu'il ait fait
quelque chûte. Cependant, qui eft-ce qui a
été plus expofé aux accidens & aux maladies de tout genre? Pour concevoir tous les
rifques que ce jeune-homme a courus, re-

P

préfentez-vous un enfant de quinze ans &
demi, qui quitte la maifon paternelle, par le
tems le plus rigoureux de l'année, pour faire
nombre dans un corfaire & dans une compagnie
de cent foixante hommes, qui, foit dit fans vouloir fâcher perfonne, n'eft pas cenfée, le courage
à part, la meilleure poffible, à beaucoup d'é-
gards; & qui, deux fois vingt-quatre heures
après joue un rôle dans un combat où tout
eft mis à feu & à fang, au milieu d'un élément courroucé; & où, dans peu d'inftans,
on fe voit dans l'alternative d'être réduit
en cendres fur un tas de cadavres, ou d'être
englouti dans les eaux. Voyez là relation de
ce combat (1), & confidérez cet enfant
baigné du fang, d'une partie de fes camarades & féparé de l'autre, qui ne penfe à fe fauver qu'au moment où le vaiffeau, dévoré par les flammes, va fe précipiter dans les gouffres d'une mer agitée;
dans laquelle il eft forcé de fe précipiter
lui-même pour chercher fon falut, en luttant,
fous le poids de fes gros vêtemens & de fes

---

(1) Dans les papiers publics de ce tems-là.

bottes, contre les vagues, dans l'efpoir d'atteindre une nacelle qui le fuit, & que la fureur de la mer femble vouloir lui ravir. Confidérez l'état du phyfique & du moral de cet enfant, environné de toutes les horreurs du carnage & du trépas, qui nage au milieu de gens qui fe noyent ; qui le déchirent & qui l'entraînent avec eux, au moment où il faifit cette ancre, comme la derniere reffource de fon falut, & que la douleur le force d'abandonner. Confidérez encore cette douleur de fes mains déchirées, mouillées & frappées d'un vent froid, portée à l'excès par le poids de fon corps qui l'arrache à cette corde falutaire qu'il tient, & qu'il eft forcé de quitter pour fe replonger, & méditer un nouveau moyen de falut, dans l'abîme dont il fort & qui doit l'engloutir. Confidérez-le enfin fur le pont du vaiffeau ennemi, où à peine arraché des bras de la mort, contre laquelle il vient de lutter corps-à-corps pendant plufieurs heures, il eft dépouillé, dans un clin-d'œil, pour être jetté dans la cale, & peu de jours après dans une prison avec un reste d'infortunés, abandonnés au ressentiment d'un vainqueur irrité par leur résistance. Suivez-le ensuite dans le nouveau combat & dans les différens climats qu'il parcourt à travers tous les dangers d'un élément terrible, auquel il est encore peu accoutumé ; & comparez le régime & le genre de vie, que son métier & son grade comportent, avec la vie douce & tranquille qu'il a menée jusqu'àlors, & dont le cœur d'un pere & d'une mere tendres, vient de lui retracer le tableau, à côté de celui des malheurs qui l'attendent. Vous verrez qu'il n'est point de causes de maladies, ni d'accidens auxquelles cet enfant n'ait été sans cesse exposé, & vous serez forcé de reconnoître que l'héroïsme & la santé sont les dons d'une ame forte & d'une bonne constitution. Rassemblez tous les traits de cette histoire, qu'il vous est facile de vérifier, vous verrez qu'il n'y en a pas un qui ne vienne à l'appui des maximes que je vous indique, & des préceptes que l'oracle de la médecine a prononcés, il y a plus de deux

mille ans (1). Eſt - il de preuve plus forte
& plus propre à vous convaincre que ce
n'eſt qu'en ſuivant ces préceptes que vous
pouvez vous promettre de jouir d'une vie
exempte de foibleſſes & d'infirmités?

IIᵉ. OBSERVATION.

Sur le pouvoir de la nature pour guérir les
maladies même les plus graves dans les
ſujets bien conſtitués, ſans le ſecours des
remedes.

Le fils d'un particulier aiſé, après avoir
éprouvé toutes les miſeres de l'enfance,
quoique né fort & bien conſtitué, ſans que
jamais on fût venu à bout de le faire reſter
dans ſon lit, plus que de coutume, ni de
lui faire incorporer aucune drogue, devint
ſujet, vers huit à neuf ans, à des maladies
aſſez fréquentes & aſſez graves, ſans être
plus facile à conduire. Il ſembloit heureu-

_____

(1) Mente conſtare, & benè habere ad ea quæ offeruntur, quovis in morbo, bonum, contrà vero, malum.
Aphoriſ. 36. Sect. 2.

fement que la nature fe plaifoit à le diriger. Dès qu'il étoit incommodé, il avoit
une fi grande répugnance pour tout, excepté
le thé & l'eau panée, qu'il rejettoit dans
l'inftant toute autre chofe. Comme il étoit,
à cela près, affez patient dans le mal, &
qu'on le voyoit fe terminer affez promptement, fans autre fecours, on ne s'en inquié-
toit pas ordinairement. La petite vérole qu'il
effuya entre dix & onze ans, fut la premiere
époque des alarmes. Elle s'annonça mal. On
en jugea par un abattement extrême, qui
le retint dans fon lit les trois premiers
jours, fans rien changer d'ailleurs à fa maniere de faire. Du moment que l'éruption
commença, il fallut le laiffer levé. L'éruption, fans être confluente, fut on ne peut
pas plus abondante, mais de bonne qualité. La maladie n'en fut pas pour cela moins
orageufe. Les convulfions, le délire, l'affou-
piffement, la difficulté de la déglutition, qui
fe foutint jufqu'à la fin de la fuppuration,
donnerent les inquiétudes les plus fondées.
Tout fe civilifa néanmoins peu-à-peu & la
maladie fe termina par plufieurs petits dé-

pôts fur les jambes, qui fuppurerent long-
tems, & qui vraifemblablement fuppléerent
aux purgatifs réitérés qu'on eft dans l'ufage
d'employer après cette maladie. On les effaya inutilement fous différentes formes,
quoique le malade parût s'y prêter. Son eftomac fe foulevoit au mot de remedes, &
le vomiffement fuivoit, toutes les fois qu'il
approchoit de fa bouche toute autre chofe
que du thé & de l'eau panée. On fut obligé
de s'en tenir à fes moyens fecondés de
quelques lavemens. La guérifon n'en fut pas
moins heureufe, ni moins complette.

Cet enfant fe développa enfuite avec une
rapidité étonnante. Déja bel homme à dix-
fept ans, avec une figure avantageufe, un
efprit aifé, un caractere doux & facile, mais
avec des paffions fortes, il donna dans tous
les travers & les excès de la jeuneffe. La
force de fon tempérament ne l'empêchoit
pas toujours d'en fentir l'amertume. Il étoit
affez fouvent incommodé, & de tems en
tems menacé de maladies très-graves, par
la violence de la fievre qui fembloit les an-

noncer. Il étoit facile de diftinguer ces deux
états par l'habitude qu'il avoit contracté de
fumer quand il étoit incommodé , & de ne
boire que du thé ; tandis que lorfqu'il étoit
plus violemment atteint , il préféroit l'eau panée , reftant feul dans fa chambre ou dans
fon lit , fort tranquille , pourvu qu'on ne
lui parlât point de remedes. On s'étoit tellement accoutumé à le laiffer faire , par l'expérience qu'on avoit que cette maniere de
fe conduire lui réuffiffoit , qu'on fe trouva
dans le plus grand embarras & qu'on crai-
gnit avec raifon de le perdre à dix-neuf ans.
Il fut atteint , dans le mois de Mars, d'une
péripneumonie des mieux étoffées , que la
force de fon tempérament & l'abondance
de fes humeurs rendoient encore plus dan-
gereufe. La faignée & les autres moyens
d'ufage furent inutilement propofés. Quoiqu'il
s'apperçût bien du danger , il ne fut pas
poffible de rien changer à fon habitude ; fon
thé, fon eau panée, avec quelques lavemens,
furent fon unique reffource. Parvenu au onzieme de la maladie , avec le râle & tous

les fymptômes d'une mort prochaine, je lui
fis propofer mon cordial domeftique, c'eft
un mélange de vin & d'eau bouillante avec
du fucre & un peu de canelle. Il n'en
voulut point, mais il demanda du thé bouillant, du vin & du fucre qu'il mêla lui-même
à-peu-près dans les mêmes proportions &
en prit toutes les demi-heures une petite
taffe. Après la troifième ou la quatrieme il
commença à cracher & à tranfpirer. Les
crachats & la fueur augmenterent fucceffivement & produifirent une double crife fi parfaite, qu'en deux fois vingt-quatre heures il fe
trouva parfaitement guéri. Lorfqu'il fut queftion de le purger, il me répondit qu'il fe
purgeroit lui-même : lui ayant demandé avec
quoi, il me dit que fi je voulois y aller le
lendemain, je le verrois. Je n'y manquai point,
& dès que je fus arrivé, il prit fa pipe &
commença à fumer, fans rejetter la fumée.
Sur la remarque que j'en fis, il me répondit
qu'il l'avaloit & que cela lui fuffifoit pour fe
purger à volonté ; & j'en fus convaincu par
le fait.

Remarques.

Il n'eft point de maladies plus graves que la petite vérole & la péripneumonie ou fluxion de poitrine, lorfqu'elles font accompagnées de fymptômes fâcheux ; il n'en eft point de plus dangereufes ; il n'en eft point qu'exigent plus de vigilance de la part des médecins, plus de précifion, plus de circonfpection. La plus petite méprife peut y être fouvent auffi funefte que la plus grande erreur. Il paroît, par des obfervations fort exactes, qu'en général ces maladies, fur fept malades, en enlevent un, même entre les mains des médecins les plus habiles. Le malade, qui fait le fujet de cette obfervation, a donc couru les plus grands rifques, dans ces deux occafions, par la nature même des maladies, indépendamment de toute autre circonftance. Or, pour peu qu'on réfléchiffe, il n'eft pas poffible de fe diffimuler que dans ces deux cas les circonftances n'aient beaucoup ajouté aux rifques ; non parce que le malade a refufé les fecours ordinaires de l'art, mais parce qu'il n'a

uſé d'auncun des petits moyens d'uſage généralement connus, tels que ſont les boiſſons
appropriées aux différentes périodes de ces
maladies. Il eſt donc bien évident que la nature a tout fait. Je veux bien croire que ſi
le malade eût reçu les ſecours ordinaires,
les choſes n'auroient pas plus mal tourné. Je
veux croire encore que dans le fort des
maladies, l'appareil des ſymptômes auroit
pu ne pas être auſſi effrayant, parce qu'il eſt
très-poſſible que les ſecours les euſſent pré-
venus ou diminués, mais la terminaiſon en
auroit-elle été plus heureuſe? Cela eſt impoſſible. Auroit-elle éte auſſi heureuſe? J'en
doute; & pour faire voir que mon doute n'eſt
pas ſans quelque fondement, je m'arrête à une
ſeule circonſtance de la derniere maladie, &
je ſuppoſe que dans le moment, où le malade étouffant prit du thé preſque bouillant
avec du ſucre & du vin, on eût appellé le
médecin le plus ſage & le plus fameux poſſible; que ce médecin eût été le maître de
faire ce qu'il eut voulu, & qu'il cût voulu
ce qui étoit réellement indiqué; s'il n'eſt pas
très-certain, il eſt au moins très-probable,

& j'en appelle au témoignage de tous les médecins de l'Europe, que ce médecin auroit prefcrit les véficatoires, les incififs, les diaphorétiques, entr'autres, le kermès minéral, comme une derniere reffource, fans compter beaucoup fur le fuccès. En fuppofant maintenant que tous ces remedes euffent fait tout ce qu'ils font capables de faire, auroient-ils mieux réuffi? Cela eft impoffible. Auroient-ils auffi bien réuffi? J'en doute encore. N'eft-il pas très-poffible au contraire qu'ils euffent été très-nuifibles? J'en fuis plus que perfuadé, & fi c'étoit ici le lieu, je ferois voir que toutes les fois qu'on follicite l'action des parties trop engorgées, en irritant, on ajoute à leur inaction & à leur engorgement, fi on ne les rend pas au contraire tout-à-fait inactives; que, par conféquent la pratique des véficatoires & des ftimulans, généralement reçue dans les cas extrêmes d'engorgement du poumon, eft plus que hazardeufe.

Quoi qu'il en foit, dans ces deux cas le triomphe appartient évidemment & inconteftablement à la nature. L'erreur feroit im-

menſe, ſi par la nature on n'entendoit ici
que la bonne conſtitution. C'eſt la fermeté
d'ame, c'eſt le bon état du phyſique & du
moral qui conſtituent eſſentiellement ce que
les médecins appellent la nature ; la guériſon
eſt donc le réſultat de l'action unanime, du
concert & de l'harmonie de l'ame & du corps.
Je crois même, en mon particulier, que dans
tous les cas de détreſſe, dans les cas extrêmes,
l'ame agit plus puiſſamment que le corps, &
que c'eſt à-la fermeté de leur ame, principalement que les ſujets de ces deux obſerva-
tions ſont redevables de leur ſalut. J'en ſuis ſi
perſuadé que s'il falloit diſcuter cette queſtion, j'oſerois hazarder de promettre d'oppoſer *mille* degrés de probabilité contre *un*,
que ces deux jeunes gens auroient infailliblement péri *mille fois* ſans la fermeté de leur ame,
malgré les avantages de leur conſtitution &
de la jeuneſſe.

Ce n'eſt pas tout : j'ajoute encore que
c'eſt à la foibleſſe du principe actif, (*l'ame*)
à ſon inaction, à ſon abattement, à ſes affections, en un mot, qu'on doit imputer
le peu de ſuccès, la plupart des évenemens

fâcheux & des dénouemens funeftes des maladies, qu'on attribue fi gratuitement, comme je l'ai déja dit, à la médecine & aux médecins. Ces deux obfervations en font une preuve frappante. Elles fuffiroient feules pour confirmer tout ce que j'ai avancé, & fur tout la plus vraie, comme la plus générale des maximes du plus fidele interprête de la nature (1).

CONCLUSION.

Ceffez donc de vous plaindre de la médecine & des médecins. Vos malheurs font une fuite néceffaire de votre foibleffe, de votre pufillanimité, de vos inconféquences, & de l'abus que vous faites de tout. C'eft à tort que vous les rejettez fur l'imperfection, fur l'infuffifance, fur l'impuiffance de l'art, & fur l'impéritie de ceux qui l'exercent. Parmi le très-grand nombre de médecins qu'il y a par-tout, fans compter ceux qui s'immifcent dans leurs fonctions,

(1) Mente conftare, & benè habere ad ea quæ offeruntur, quovis in morbo bonum, contrà verò, malum. *Hip. Aphor. Citat.*

fans connoiffances & fans aucun talent quelconque, comme fans droit & fans titre, il
y en a beaucoup, fans doute, qui font loin de
la perfection (1); comme il y en a d'ineptes,
d'aveugles & de téméraires (2). Mais le
corps n'en eft pas moins éclairé (3). Il n'y
en a point qui réuniffe plus de connoiffances
& plus de qualités, puifqu'on ne fauroit lui
refufer celles qui lui ont été recommandées
par le chef, fous les étendards duquel ce corps
s'eft formé chez tous les peuples inftruits (4).

(1) Medici nomine quidem multi : reipsâ verò per-
pauci. *Hippoc. Lex.*

(2) Imperitia malus thefaurus, timiditatis & audaciæ
nutrix : timiditas enim impotentiam, audacia verò igno-
rantiam arguit. *Ibid.*

(3) Sunt autem opifices alii quidem mali, alii verò multùm
præftantes, quod fanè minimè contingeret, fi prorsùs non
exifteret ars medica ; nihilque in eâ, vel obfervatione,
vel inventione conftaret, omnesque illius ex æquo inex-
perti, & ignari effent ; ægrotantiumque rebus fortuna
præeffet. *Hippoc. de Prif. Medic.*

(4) Medicus ratione utens, numquam alterum invi-
diosè calumniabitur : fic enim animi impotentiam prodet.
Hippoc. Præcep.

De tous les arts & de toutes les sciences il n'y en a point, quoi qu'on en dise, qui ait

---

In medico esse debet pecuniæ contemptus, pudor, modeftia in veftitu, mundicies, réfta elocutio, fuperftitionis averfatio, & præftantia fumma. *Hip. de decent. habit.*

Je pourrois multiplier ces autorités, mais celles - ci ont affez de poids pour faire voir qu'il en eft de la médecine comme de toute autre fcience. Quoiqu'elles foient aujourd'hui portées à un très-haut degré de perfection chez tous ceux qui les cultivent, il y a peu de fujets qui y excellent, parce qu'elles réuniffent tant de difficultés, que l'efprit humain a bien de la peine à les franchir. Il n'y a point de doute que la médecine ne l'emporte à cet égard fur toutes les autres ; non-feulement parce qu'elle rencontre les mêmes obftacles, mais parce que fes fuccès dépendent moins de fes moyens & de la fagacité de ceux qui les appliquent, que des difpofitions, tant morales que phyfiques, de ceux à qui on les applique. Un feul exemple fuffira pour me faire entendre, s'il ne fuffit pas pour me faire croire.

On paroît tous les jours finguliérement étonné dans le monde, de ce qu'un homme très - robufte périt très-promptement dans une maladie grave, entre les mains du meilleur médecin, & on ne manque pas d'attribuer ce meurtre à fa mal - adreffe.

Peut-être en jugeroit-on autrement, fi on favoit que, dans ce cas, la guérifon dépend principalement de la tranfpiration, & que les hommes robuftes tranfpirent

moins

moins varié dans fes principes, qui ait plus
mérité, qui foit mieux fondée, plus avancée,
ni plus folide que la médecine ; comme il n'y en
a pas de plus difficile, de plus pénible, ni de plus
rifqueufe (1). Oui, l'art eft à fa perfection :
depuis long-tems il a tout ce qui lui eft
néceffaire ; il a tout acquis, & au-delà de
ce qui lui convient (2). Faites-en une jufte

---

difficilement ; que c'eft par cette raifon même que ces
hommes font très-forts, & que leurs maladies font & plus
violentes & plus dangereufes. Ici, le rifque vient de la
conftitution, parce que la nature réfifte, pour ainfi dire,
à la nature ; c'eft-à-dire, que fi la nature pouffe l'humeur à la peau, la peau fe refufe à fes efforts, comme
à ceux de l'art.

Quibus corpus malè tranfpirat, ii priùfquam ægro-
tent, robuftiores, cum verò in morbum inciderint, dif-
ficiliùs reftituuntur. *Hip. de morb.*

Nous concluons de-là que le triomphe de la médecine
confifte plus à prévenir les maladies, qu'à les guérir.

Satiùs eft præcavere morbos, quam curare. *Hoffman.*

(1) De obfcuriffimis & difficillimis morbis opinio magis
quam ars judicat : & fi in his peritia multùm imperitiæ
prævaleat. *Hippoc. de flat.*

(2) Il y a quelque tems qu'en entrant dans le fallon
d'un grand feigneur, j'y trouvai plufieurs perfonnes qui

application ; vous ne le trouverez jamais en
défaut , mais prefque toujours traverfé par

l'attendoient. Je ne fus pas plutôt aſſis , que la converſa-
ſation tourna ſur la médecine. Un des expectans , qui
ſembloit m'adreſſer la parole , ſe hâta de m'apprendre
que la chirurgie avoit fait de grands progrès dans ce
ſiecle, tandis que la médecine en avoit fait fort peu. Il
n'y a rien d'étonnant en cela, lui dis-je , monſieur. Pourquoi donc ? C'eſt que la chirurgie avoit beaucoup à acquérir & que la médecine a depuis long-tems tout acquis.... Elle a tout ce qu'il lui faut , & au-delà.....
Ce monſieur ne tarda pas à ſe retirer , après cette re-
plique, moins ſatisfait en apparence, que perſuadé que
c'étoit une rodomontade du métier , une prédilection ,
un eſprit de corps & une pure jactance de ma part. Puiſque l'occaſion s'en préſente , il faut que je le déſabuſe ,
lui & bien d'autres. Si c'eſt une dette que j'ai contractée, il eſt juſte que je paie ; & c'eſt en bonne monnoie
que je vais m'acquitter , en faiſant voir que non-ſeulement la médecine a tout acquis, mais encore que c'eſt
d'elle qu'on tient les principes & les moyens qui ont
conduit aux plus belles découvertes qu'on a faites juſqu'ici, & qui ſerviront à en faire d'autres, dans la ſuite,
ſi on ſait en profiter.

At verò in medicinâ jampridem omnia ſubſiſtunt, in
eâque principium & via inventa eſt, per quam præclara
multa, longo temporis ſpatio inventa ſunt , & reliqua
deinceps invenientur, ſi quis probè comparatus fuerit,
ut ex inventorum cognitione , ad ipſorum inveſtigatio-
nem feratur. *Hippoc. de priſ. medic. page 8. ligne 28.*

les préjugés, & souvent arrêté par les foi-
blesses inséparables de la pauvre humanité.

———————————————————

Ceux qui ne seront pas de mon avis, s'empresseront sans
doute de m'opposer la découverte de la circulation du
sang, comme très-récente. C'est à l'immortel Harvey
qu'appartient incontestablement la gloire de l'avoir dé-
montrée le premier. Personne n'en doute ; mais l'a-t-il
découverte ? Il faut écouter les raisons, avant de prononn-
cer. En voici quelques-unes qui sont marquées au bon coin.

*Principium magnum ad extremam partem pervénit: ex
parte extremâ ad magnum principium redit.* Hip. de alim.

Que peut-on entendre ici par *principium magnum ?*
N'est-ce pas le cœur ? n'est-ce pas le sang ? Peut-on exposer plus clairement la circulation générale ? La circulation particuliere est-elle ici plus équivoque ?

*Circulationes ad multa conferunt, ad fœtum & ad illius
alimentum deferendum : rursùsque sursùm repit in lac,
& in alimentum lactantis pueri. Ibid.*

*Existunt etiam ex ventre permultæ & varii generis ve-
næ, per quas in corpus alimentum defertur. Ferunt &
alimentum à crassis venis in ventrem & reliquium corpus
& ab extrà & ab intrà, sibique mutuo subministrant in-
ternæ venæ externis, vicissimque externæ internis.
De os. nat.*

*Hæ omnes venæ inter se communicant & fluentem
humorem mutuò recipiunt : aliæ enim sibi invicem con-
currunt, aliæ per venulas à majoribus venis exortas.
Hip. lib. de loc. in hom.*

Parmi les difficultés innombrables qu'il a à
vaincre, il y en a qu'il ne fauroit franchir,
fans être pour cela moins parfait. La perfection, de tout ce qui eft humain, a un
terme, au – delà duquel on ne doit plus rien
attendre ; ou fi on peut encore acquérir,
ce ne peut être que par une longue expérience. Vous éloigner des voies ordinaires
de la nature, pour courir après le brillant
du génie, c'eft vous faire illufion. Le génie

Il y en a qui prétendent qu'Hippocrate ne diftingue
pas les veines des arteres, parce qu'il n'a pas connu les
arteres. Que faut-il donc entendre par cet aphorifme?

Venarum radicatio hepar eft, arteriarum cor. Ex
his per omnia fanguis & fpiritus pervagatur, calorque
hæc permeat. *Hippoc. de alim.*

Ce feul aphorifme n'indique-t-il pas la circulation!

Qui nectunt aut texunt fila, in orbem ducendo plicant,
à principio in principium definunt, quod eft circuitus in
corpore, undè incipit eodem definat. *Hip. lib. de diæt.*

Qui figulinam exercent rotam verfant quæ neque an-
trorsùm neque retrorsùm procedit, fed utramque in partem fimùl ad univerfi imitationem, in orbem fertur. In eâ
autem cujus vis generis opera neque inter fe fimilia cir-
cumagendo perficiunt. Ex iisdem eadem hominibus eve-

ne peut rien lui-même fans l'expérience (1).
C'eft une inconféquence de répéter fans ceffe,
quelquefois en gémiffant fur l'imperfection
de l'art ; d'autres fois, en promettant plus
qu'on ne peut tenir, d'antiques phrafes
mal-à-propos imaginées fur les obftacles qui *nuifent*, qui *s'oppofent* à fes progrès ; qui les *retardent*, qui les *empêchent*, &c. (2). L'art eft comme le

---

niunt, reliquaque animantia eodem circumactu omnia
operantur, ex iisdem nihil fimile, iisdem inftrumentis,
ex iisdem ficca & ex ficcis humida efficiendo. *Hippoc.
lib. cit. de diæt.*

Qu'on prenne maintenant les œuvres de Harvey ; fi
on y expofe la circulation plus clairement & en auffi
peu de mots, la queftion fera décidée.

(1) Experientia rerum magiftra.

(2) Je ne lis point de programme où l'on annonce
un prix, point de nécrologe d'un médecin qui fe foit
diftingué, point d'éloge d'un auteur célebre ou d'un bon
ouvrage, point de critique d'un mauvais, où je ne trouve
ces phrafes fans ceffe répétées ; &, chaque fois que je
les lis, je fens qu'il y a quelque chofe d'équivoque dont
je ne puis pas me rendre raifon. Il me femble entendre
un Corfe fe plaindre de l'imperfection de la fcience du
commerce, parce qu'on en fait peu dans fon île ; ou un
Hollandois gémir du peu de progrès qu'a fait l'art de

diamant : vous croyez l'avoir entouré de brillans , à force de recherches , vous l'avez

---

faire du vin , parce qu'on n'en fait pas en Hollande ,
ou qu'à coup sûr on y en feroit de mauvais , si on l'ef-
fayoit. Mais les Hollandois font d'excellente biere &
d'excellent genievre ; je ne doute pas que les Corfes ne
vendent très-bien les allumettes , & qu'ils ne vendiffent
auffi-bien toute autre chofe , s'ils en avoient les moyens.
L'art mercantil eft donc ingrat chez eux , comme celui
de faire du vin l'eft chez les Hollandois ? Mais il
n'eft pas imparfait, puifque ceux - ci favent très - bien
diriger la fermentation , & ceux-là vendre ce qu'ils ont
à leur avantage. La perfection d'un art confifte à en connoître les principes , & à tirer le meilleur parti poffible
de leur application , felon les lieux , les tems & les circonftances , & non pas à en obtenir toujours & par-tout
le même fuccès. Cela fuppoferoit une perfection abfolue
que les chofes humaines ne comportent pas. La perfection , prife dans ce fens, eft un être de raifon. En la
prenant dans le fens contraire, nous pouvons dire que
la médecine eft auffi parfaite que tout autre art, quoiqu'elle ne guériffe pas la pulmonie au troifieme degré,
le cancer ulcéré, l'épilepfie effentielle, ni la goutte confirmée, &c. Pour qu'elle foit auffi parfaite qu'elle peut
l'être, il fuffit qu'elle puiffe fournir les fecours dont le
malade eft fufceptible , felon les circonftances où il fe
trouve. Or, nous devons croire , fur le témoignage du
pere de cette fcience , qu'elle a cet avantage.

Curationem aggredi oportet, nunc quidem detrahendo,
nunc verò addendo , ità ut quemadmodùm jamdudùm

terni. Otez le tas de fumier fous lequel vous l'avez enfoui, il aura tout fon éclat, & vous aurez moins de peine que vous en avez eu à le déguifer.

La médecine, telle qu'elle eft aujourd'hui, pourroit être comparée, peut-être avec plus de raifon, à un édifice immenfe, devenu un labyrinthe, pour y avoir trop ajouté, & dont on a banni l'utilité & toutes les commodités, à force d'y avoir entaffé les or-

---

dixi, ad fingulas ætates & anni tempora, & naturas & morbos, contrariam tùm medicamentorum, tum victûs rationem adhibeas. *Hip. de nat. hom.*

Ces dernieres paroles indiquent qu'un autre point de la perfection de la médecine confifte dans l'application des moyens qu'elle fournit. Or, cette perfection ne peut pas être conftante, puifque les circonftances changent à chaque inftant chez chaque fujet ; c'eft fur cette partie qu'il faut s'exercer continuellement, & qu'il faut, pour ainfi dire, reprendre l'art à fa fource, parce que la génération des médecins fe renouvellant comme celle des malades, il faut le tranfmettre dans fa pureté aux uns, pour en faire une jufte application aux autres. Nous convenons de bonne foi qu'à cet égard la médecine eft loin de fa perfection, & nous croyons qu'elle n'y arrivera jamais, fi on ne prend pas par-tout une autre maniere de l'enfeigner.

nemens & les richeffes, de la prodigalité & du luxe effrené du favoir; ou fi l'on peut s'exprimer ainfi, un foyer de lumieres, où l'œil ébloui n'apperçoit & ne diftingue rien.

S'il y avoit quelque chofe à faire pour la perfection de l'art, ce feroit de détruire cet édifice coloffal, qui étonne plus qu'il ne frappe & qu'il n'intéreffe, pour en rejeter tout ce qu'il y a de fuperflu & d'étranger, & le rétablir dans fon ancienne fimplicité. La nature qui aime cette fimplicité, en donnant alors des preuves fenfibles de fa puiffance, feroit briller les reffources de l'art, comme le génie, les talens & les qualités de ceux qui le cultivent. Mais, hélas! votre imagination, à force de s'étendre, s'eft tellement affoiblie qu'elle ne peut plus être affectée que par des idées gigantefques. Si le bon fens, fi la fimple raifon vous parlent, vous ne croyez rien. Si l'enthoufiafme prend leur place, vous croyez tout (1). Avez-

_____

(1) Parce qu'un charlatan infigne vous a affuré qu'il

vous oublié que nous avons dit que l'en‐
thoufiafme étoit une maladie ? Il eft à l'ef‐
prit ce que la fievre eft au corps. C'eft le

---

faifoit de la pâte de perles & des grains d'or , n'avez‐
vous pas cru qu'il alloit en enfemencer vos champs , pour
vous procurer une récolte d'un nouveau genre ? Vous
auriez dû voir fur l'étiquette que tout l'art de cet *enfant
de la nature* étoit de vuider vos greniers , pour remplir
le fien , en vous expofant à la rifée des gens raifonna‐
bles , tandis qu'il fe faifoit admirer de ceux qui ne le
font pas.

Parce qu'un fou , qui a renchéri fur tous ceux qui l'ont
précédé , eft venu vous dire qu'il vous guériroit avec
fon doigt & fa baguette , n'avez-vous pas cru qu'il al‐
loit vous rendre impaffibles & immortels ? Portez la main
fur vos plaies , vous verrez qu'elles fe font aggrandies
ou envenimées , & que vous n'avez été que diftraits de
la douleur , moins par l'effet du merveilleux des prefti‐
ges de cet *enfant de l'impudence* , que par l'effet de votre
amour-propre , qui n'aime pas à voir , encore moins à
avouer fes foibleffes.

Parce que des citoyens honnêtes , appliqués , laborieux
& inftruits , ont trouvé le moyen d'élever l'homme dans
les airs , n'avez-vous pas cru que non - feulement vous
deviez vous y pavaner , comme dans une promenade ,
mais encore que vous deviez y voyager à votre aife ,
& que vous ne deviez plus avoir d'autre voie de
communication avec les humains ? Contentez-vous d'y
avoir fait promener le timide mouton dans la compagnie

délire des gens en bonne fanté, qui va fouvent jufqu'à la phrénéfie dans ceux qui ont
quelque penchant à la crédulité. Livrez-vous
donc, avec plus de confiance, aux foins
de la bonne & fimple nature; profitez des
fecours qu'elle vous offre & qu'elle vous
prodigue; écoutez les confeils de ceux qui
la méditent fans ceffe, fans prétendre pé-
nétrer fes fecrets impénétrables (1). Voilà
les feuls moyens de conferver & de jouir de
la fanté & de la vie la moins malheureufe,
jufqu'au terme prefcrit par votre conftitution
(2). Mais quel que puiffe être le fuccès des

du coq & du canard, qui de toutes celles qui pourroient
lui convenir, eft celle qui lui eft la moins analogue.
Demandez feulement jufqu'à quelle hauteur l'homme peut
s'élever fans rifque & fans accident, & attendez que
la lente expérience vous apprenne de quelle utilité peut
être cette grande & magnifique découverte. Les *enfans
de la fageffe*, qui en font les auteurs, n'en feront pas
moins dignes de l'hommage de notre eftime, ni moins
célebres.

(1) Omnium rerum naturæ à nullo edoctæ funt.
Hippoc. de alim.

(2) Si quidem multa infunt in corpore quæ cum mutuo inter fe præter naturam calefcant & refrigerantur,
ficcantur & humectantur, morbos pariunt. *Hip. de nat. hom.*

efforts réunis de ces trois agens, ne vous attendez pas à être exempt des miseres attachées à l'humanité, encore moins d'être éternel. L'homme n'est qu'infirmités (1). Sa constitution & sa maniere d'être sont telles, qu'en le supposant assez heureux pour échapper à tous les accidens, à tous les périls & à tous les dangers qui menacent ses jours, à chaque instant de sa vie, il n'en succomberoit pas moins sous les efforts même de la nature ; ces efforts fussent-ils conduits au gré de ses desirs, deviennent enfin impuissans, à force de se répéter, par la destruction ou l'usage des organes qui servent à les exécuter. C'est une suite inséparable de la fragilité humaine, & de la nécessité inévitable de finir quand on a commencé (2). La vie la plus heureuse de l'homme, n'est qu'une suite de hasards & de combats, dans lesquels la victoire la plus complette, n'est

----

(1) Totus homo à naturâ morbus. *Hip. Epist. ad Damag.*

(2) Corpus benè sanum, per actiones à vità sanâ inseparabiles sensim ità mutatur, ut tandem mors senilis accidat inevitabilis. *Boerhav. institut. medic.*

pas celle qui coûte le moins. La nature y
essuie toujours quelque échec, dont elle ne
se rétablit jamais parfaitement. Il est aisé d'en
remarquer les traces, en suivant avec quelque attention les vicissitudes qu'elle éprouve,
depuis le moment de la naissance, jusqu'au
terme ordinaire de la mort naturelle. Pour
s'en convaincre, il suffit d'en suivre les différentes époques & de les comparer les unes
aux autres. Au lieu d'accumuler des preuves
raisonnées sur cet objet, j'ai cru qu'il seroit
plus avantageux & plus commode de rappeller, en peu de mots, au lecteur, les différentes réflexions répandues dans cet ouvrage,
& de lui indiquer celles que je pourrois faire
encore.

Comme ces vicissitudes prennent des nuances très- marquées, à mesure que la vie se
prolonge, j'ai divisé celle-ci en autant d'é-
poques qu'on a remarqué de différences sensibles, tant du côté du physique que du côté du
moral, dans les hommes qui ont vécu au-delà
d'un siecle. Il y en a peu qui parviennent à
ce terme, mais il y en a en différens climats,

& un petit nombre d'exemples fuffit (1).

En raffemblant les obfervations qu'on a

---

(1) Le Courier de l'Europe, du 19 feptembre 1786, en cite un bel exemple, qui mérite de trouver ici fa place.

« *Verifimo Nogueri* eft mort le 30 juin dernier, à
» *Cederma*, paroiffe de Saint-Jean de *Godim*, diocèfe
» d'*Oporto*, âgé *de* 117 *ans*. Il avoit fervi en qualité
» de foldat, depuis l'âge de 17 ans jufqu'à 37, & s'é-
» toit trouvé à la bataille d'*Almanfa*... Il a porté au
» tombeau toutes fes dents, tous fes cheveux, dont quei-
» ques-uns feulement étoient blancs. Son vifage étoit
» liffe, fon front fans rides, & il avoit confervé un
» jugement très-fain. Cet exemple remarquable prouve
» que ce n'eft pas feulement au Nord que font bornés
» les centenaires. La nature en offre auffi dans le midi,
» & dans les climats auffi chauds que celui de *Cederma*. »

Tous les climats conviennent à une bonne conftitu-tion, comme à la vertu, au courage & au mérite.

Dès qu'on entend parler d'un homme qui a vécu cent ans & plus, tout le monde paroît fort curieux de favoir comment il a vécu. Je doute que cette curiofité puiffe être de quelque utilité. Si *Verifimo Nogueri* avoit pu-blié l'hiftoire de fa vie, je doute que, fous l'efpoir in-certain de vivre autant que lui, il fe trouvât quelqu'un fort empreffé de l'imiter. Je doute fur-tout qu'il fût tenté de débuter par aller porter le havrefac pendant vingt ans en Portugal. Je doute encore plus qu'en l'i-

faites fur les mouvemens de l'économie animale, dans cet efpace de tems, il paroît
que tous les fept ans, il s'y fait un chan-

---

mitant bien exactement il parvînt au même terme. Il n'y
a point de formule générale pour vivre un fiecle. Il en
eft de cette formule comme de toutes les autres formules
de médecine; celle qui convient à l'un ne convient pas
à l'autre. S'il pouvoit y en avoir une générale, elle ne
pourroit être fondée que fur le travail, la fobriété &
la modération des paffions. Avec ces trois ingrédiens, je
crois que tout homme bien organifé peut avoir non pas une
certitude, mais l'efpérance de fournir une carriere à-peu-
près auffi longue que *Verifimo Nogueri*, quelque foit fon
genre de vie, fon état & le climat qu'il habite; pourvu
néanmoins que tout cela fe trouve afforti à fa conftitution. Voilà le point général d'où il faut partir. L'homme
devient capable de tout fupporter, en s'accoutumant infenfiblement aux chofes qui paroiffent lui être le plus
contraires, lorfqu'avec une bonne conftitution il eft
armé de courage, de patience & de réfolution. Si j'a-
vois befoin de preuves pour étayer cette affertion, je
les chercherois dans la vie de *Nogueri* lui-même. Je fuis
perfuadé qu'en général elle a été très-dure, très-labo-
rieufe, & que le plus haut point de fon aifance, n'a jamais été en rien au-deffus de la médiocrité; mais je fuis
également perfuadé que cette médiocrité a porté dans fon
ame plus de tranquillité & de fatisfaction que l'abon-
bondance & l'opulence. Auffi peut-on remarquer qu'il
fe trouve rarement des centenaires parmi les gens opulens.

gement affez fenfible, pour diftinguer cette époque des précédentes. C'eft pourquoi nous avons divifé la vie de l'homme en quinze époques qui comprennent un efpace de cent cinq ans.

Cette divifion paroîtra peut-être extraordinaire à quelques égards, mais elle n'en eft pas moins exacte, puifqu'elle eft calquée fur les opérations de la nature même & confirmée par des obfervations long-tems réfléchies, que chacun eft à portée de vérifier fur l'ordre des tableaux fuivans, dans lefquels je les ai confignées en abrégé.

On croira peut-être, au premier coup-d'œil, que ces tableaux ne font qu'un jeu de mots. Je fupplie le lecteur de fufpendre fon jugement; de les examiner avec foin, fans préoccupations & fans préjugés, il verra qu'ils font auffi folidement étayés que profondément médités.

ORDRE DES OPÉRATIONS

GÉNÉRALES DE LA NATURE,

Pour servir de Base aux Tableaux suivans.

VITA HOMINIS

1°. *Septem diebus circumscribitur.*
2°. *Septem horis reficitur.*
3°. *Septem mensibus, ad minùs, editur.*
4°. *Septem annis confirmatur.*
5°. *Bis septem annis renovatur.*
6°. *Ter septem annis perficitur.*
7°. *Post quatuor septem annos non ampliatur.*
8°. *Per quinque septem annos corroboratur.*
9°. *Ad sexties septem annos integra extenditur.*
10°. *Per septem annos semper mutatur ;*
    donec per quindecim septem annos extinguatur.

S'il est vrai, comme le dit Hippocrate, que l'homme ne peut pas vivre au-delà de sept jours sans manger, (ce qui doit s'entendre de l'homme en santé; car dans l'état de maladie il y en a qui sont des mois entiers sans rien prendre) & qu'il n'est pas vivace, s'il naît avant le septieme mois; il est aussi vrai qu'il faut qu'il se repare de sept

en

ORDRE DES OPÉRATIONS

GÉNÉRALES DE LA NATURE,

Pour fervir de Bafe aux Tableaux fuivans.

L'HOMME

1°. NE peut pas vivre au-delà de 7 jours fans manger.

2°. Il faut qu'il fe répare de 7 en 7 heures pour fe bien porter.

3°. Qu'il vienne au monde à 7 mois au moins pour exifter.

4°. Qu'il arrive à 7 ans pour fubfifter.

5°. A deux fois 7 ans pour engendrer.

6°. A trois fois 7 ans pour réfifter.

7°. A quatre fois 7 ans pour confifter.

8°. A cinq fois 7 ans pour valider.

9°. A fix fois 7 ans fans décliner.

10°. Et qu'il change de 7 en 7 ans, quinze fois pour d'éfifter.

en fept heures pour fe bien porter, foit en mangeant, foit en buvant, foit en dormant, foit en fe repofant.

Il eft également vrai qu'il faut qu'il arrive à fept ans pour avoir quelque confiftance; à quatorze pour fe régénérer; à vingt-un pour être dans fa perfection; & à vingt-huit pour être au plus haut degré de fa force; à trente-

VITA HOMINIS

1°. *Septem diebus circumscribitur.*
2°. *Septem horis reficitur.*
3°. *Septem mensibus, ad minùs, editur.*
4°. *Septem annis confirmatur.*
5°. *Bis septem annis renovatur.*
6°. *Ter septem annis perficitur.*
7°. *Post quatuor septem annos non ampliatur.*
8°. *Per quinque septem annos corroboratur.*
9°. *Per sexties septem annos æquilibratur.*
10°. *Ad septies septem annos integra extenditur.*
11°. *Per septem annos semper mutatur ;*
    donec per quindecim septem annos extinguatur. *

cinq pour la soutenir ; à quarante-deux sans décliner. C'est ce que M. de Buffon semble confirmer, en fixant le plus haut degré de la vitalité à quarante-deux ans.

Le tableau suivant rendra raison des autres changemens, en exposant le résultat de chaque époque de la vie la plus longue, divisée par septenaires jusqu'à cent cinq ans ; ce qui comprend quinze septenaires.

En réfléchissant bien sur ce tableau les motifs qui ont pu me faire entreprendre cet

---

* (1) Vita hominis septem diebus circumscribitur. *De Carnib.*

Ex septimes tribus supersunt quidam inter multos. *De sep. part.*

Impossibile est vitalem esse puerum octavo mense natum. *Ibid.*

L' H O M M E

1°. Ne peut pas vivre au-delà de 7 jours fans manger.
2°. Il faut qu'il se répare de 7 en 7 heures pour fe bien porter.
3°. Qu'il vienne au monde à 7 mois, au moins, pour exifter.
4°. Qu'il arrive à 7 ans pour fubfifter.
5°. A deux fois 7 ans pour engendrer.
6°. A trois fois 7 ans pour réfifter.
7°. A quatre fois 7 ans pour confifter.
8°. A cinq fois 7 ans pour valider.
9°. A fix fois 7 ans fans chanceler.
10°. *A sept fois 7 ans fans décliner.*
11°. Et qu'il change de 7 en 7 ans quinze fois pour défifter.

ouvrage, & fur-tout les maximes que j'y expofe, on verra que mon vœu feroit d'ajouter un feptenaire au terme ordinaire de la vie, ou à l'âge moyen, ce que je crois poffible; & c'eft ce que j'ai voulu indiquer par le dixieme article des diftiques, que je répete ci-deffus, & que j'ai ajouté aux trois aphorifmes précédens * d'Hippocrate (1), dont toute la doctrine femble indiquer que tous les mouvemens de la nature fe font par feptenaires. C'eft fur cette idée qu'eft fondé tout le refte de mon travail.

Il auroit été poffible de rendre ces diftiques en meilleur françois, mais non pas auffi briévement, & j'ai cru qu'il fuffifoit de me faire entendre.

ÉPOQUES
DE LA VIE HUMAINE,
Divisée en quinze Septenaires, avec les Caracteres de chaque âge.

ÉPOQUES DE LA VIE.	ANNÉES.	ATTRIBUTS DE CHAQUE AGE.	INCLINATIONS ET PASSIONS DOMINANTES.
L'ENFANCE.	1 2 3 4 5 6 7	L'âge des hasards.	La douleur, le besoin, la sensibilité.
L'ADOLÉSCENCE	8 9 10 11 12 13 14	L'âge des espérances.	La dissipation, la curiosité, l'impatience.

ÉPOQUES

DE LA VIE HUMAINE,

Divisée en quinze Septenaires, avec les Caracteres de chaque âge.

CHANGEMENS SUCCESSIFS

DANS LE PHYSIQUE ET DANS LE MORAL.

Dans cette époque, tout est hasard. L'enfant le mieux constitué peut périr à chaque instant. Il ne commence à voir, à rire & à pleurer qu'à 40 jours. Son ame n'a d'autre affection que celle qu'elle reçoit de la douleur & du besoin. A 6 mois, il donne des signes de volonté ; à 7, il commence à faire des dents ; à un an, il se soutient à peine. Dans le courant de la seconde année, il commence à marcher, à parler ; à 3 ans, il devient intéressant ; à 4, il annonce de la mémoire ; à 5, le jugement se développe. De 6 à 7, le corps & l'esprit prennent plus ou moins de consistance, selon le degré de vivacité & l'état des forces, qui s'annoncent par la chûte des premieres dents ; dès-lors il devient sensible à tout.

Cette époque est en effet celle des espérances, puisque l'enfant annonce ce qu'il sera tant du côté du corps, que de l'esprit. On attend de l'un, la beauté, la force & l'élégance ; de l'autre, l'étendue, la pénétration & la facilité. Ces espérances sont plus ou moins fondées, selon qu'elles sont plus ou moins traversées par les accidens ordinaires à cet âge. Lorsqu'on a le bonheur de l'en préserver, le corps & l'esprit font des progrès rapides, mais plus ou moins marqués, à raison de sa constitution, qui s'annonce aussi dans cette époque, où le renouvellement des dents finit, & où toutes les passions & toutes les facultés morales commencent à se développer. Il est impatient de connoître & de jouir.

ÉPOQUES DE LA VIE.	ANNÉES.	ATTRIBUTS DE CHAQUE AGE.	INCLINATIONS ET PASSIONS DOMINANTES.
LA PUBERTÉ.	15 16 17 18 19 20 21	L'âge des triomphes & des désirs.	L'amour-propre, l'indépendance, la vanité.
LA JEUNESSE.	22 23 24 25 26 27 28	L'âge des plaisirs.	L'amour, la sensualité, l'inconstance, l'enthousiasme.
LA VIRILITÉ.	29 30 31 32 33 34 35	L'âge des jouissances.	L'ambition & le jeu de toutes les passions.

CHANGEMENS SUCCESSIFS

DANS LE PHYSIQUE ET DANS LE MORAL.

Les obfervateurs ont remarqué que l'efpece humaine perd plus de la moitié des individus dans les deux premiers fepte- naires ; c'eft donc le plus grand des triomphes que d'arriver à celui-ci : c'en eft un plus grand encore d'acquérir les fignes diftinctifs qui caractérifent l'homme, le jugement, la raifon & la faculté de fe reproduire & de réfifter à la plupart des caufes deftructives qui l'ont affailli jufques-là. L'ufage de cette faculté, qui donne un grand effor au moral, décide de fon fort pour le refte de la vie, qui n'eft complette qu'à cette époque, C'eft le moment où l'on defire tout ce qui peut flater.

Le corps ne croît plus, ou que très-infenfiblement, il groffit ; mais l'efprit s'étend, les connoiffances fe multiplient, le jugement fe raffermit. Le cœur fenfible & l'imagination prompte & vive, frappés de tous les objets & de toutes les idées, enfantent à chaque inftant de nouveaux defirs. On prétend à tout, on eft avide de tout ce qui plaît, de tout ce qui flate ; c'eft le regne de la fenfualité, de l'inconftance & des defirs. On a beau poffèder, on defire encore. Le tumulte des paffions étourdit ; le goût ne fe fixe à rien ; la raifon im- portune, jufqu'à ce que les malheurs ou la fatiété deviennent un frein qui en impofe à l'imagination. L'expérience eft le plus grand maître de la fageffe ; la conviction ne vient que d'elle.

Dans cette époque, l'homme eft dans fa véritable affiette ; fon corps a acquis toute fon énergie, & fon efprit toute fon étendue. Il ne peut plus que déployer les avantages de l'un & de l'autre, pour fon utilité, ou pour celle des autres, par des efforts qui les adaptent aux circonftances dans lefquelles le fort, le befoin, fa naiffance ou fon état le placent ; & ces efforts font les degrés qui menent à la perfection : c'eft pour ainfi dire, le moment où l'homme peut & doit fe partager, tant il a de reffources. Ce moment paffé, il n'ajoute plus rien à fon exiftence. Le fruit entiérement formé, n'a plus qu'à mûrir.

R iv

ÉPOQUES DE LA VIE.	ANNÉES.	ATTRIBUTS DE CHAQUE AGE.	INCLINATIONS ET PASSIONS DOMINANTES.
L'AGE MOYEN.	36 37 38 39 40 41 42	L'âge de la confiftance.	Defir de la fortune, de la gloire & des honneurs.
L'AGE MUR.	43 44 45 46 47 48 49	L'âge de la poffeffion.	Regne de la fageffe, de la raifon; amour de la propriété.
DÉCLIN DE L'AGE.	50 51 52 53 54 55 56	L'âge des réflexions.	Amour de la tranquillité; la prévoyance & la prudence.

CHANGEMENS SUCCESSIFS
DANS LE PHYSIQUE ET DANS LE MORAL.

L'HOMME est fait pour desirer, & jusqu'ici ses desirs, animés par les besoins physiques, n'ont été fixés qu'à lui, qu'à ce qui étoit en lui, à ce qui dépendoit de lui, ou se rapportoit à lui, à l'amour-propre, à la sensualité; maintenant ils se portent à ce qui est hors de lui, à ce qui intéresse sa vanité & son ambition; les richesses, les distinctions, les honneurs, les places, les charges, les dignités. La consistance qu'il a acquis du côté du physique & du moral, lui persuade que, n'ayant plus rien à faire pour des besoins & des plaisirs qui ne le pressent plus, & pour se conduire lui même, il doit diriger les autres; & qu'il doit avoir sur eux des avantages à proportion des services qu'il peut leur rendre. C'est en effet le moment où il doit cultiver le champ de la fortune & de la gloire.

ON s'est bien tourmenté, on a acquis, on veut jouir. Le feu des passions est modéré; l'amour propre est satisfait, l'imagination plus calme, la raison plus éclairée. Elle parle à l'homme, elle lui rappelle qu'il n'est pas fait pour vivre seul, ni au hasard; elle l'invite aux jouissances tranquilles. Il prend des liens, ou se fait un sort qui lui assure celles qui sont plus analogues à ses goûts, à sa position, à ses habitudes & à ses facultés; mais il y trouve un vuide tant qu'il ne les partage pas. Il ne doit plus différer d'accomplir le vœu de la nature; plutôt, il n'en auroit peut être pas goûté toutes les douceurs; plus tard, il n'y trouvera que de l'amertume.

LA peau se ride, les cheveux grisonnent, les sens s'émoussent, le corps s'appésantit, l'esprit perd de sa vivacité; on n'est plus aiguillonné par les besoins; l'orage des passions est passé; c'est le moment du calme. L'ame tranquille tourne la réflexion sur le passé & sur l'avenir. On fuit les excès, rien n'y porte, & tout en annonce le danger. La nature elle-même se concentre; elle ne se trouve à l'aise que dans la modération: elle doit être le fruit de l'expérience. On étoit auparavant hardi, entreprenant & téméraire; on devient circonspect, prudent & timide.

ÉPOQUES DE LA VIE.	ANNÉES.	ATTRIBUTS DE CHAQUE AGE.	INCLINATIONS ET PASSIONS DOMINANTES.
COMMENCEMENS DE LA VIEILLESSE.	57 58 59 60 61 62 63	L'âge des regrets.	Les foucis, les inquiétudes, la mauvaife humeur; le defir de dominer.
VIEILLESSE.	64 65 66 67 68 69 70	L'âge des infirmités.	L'exigence, l'amour de l'autorité & de la foumiffion.
DÉCRÉPITUDE.	71 72 73 74 75 76 77	L'âge de l'avarice.	La jaloufie & l'envie.

CHANGEMENS SUCCESSIFS
DANS LE PHYSIQUE ET DANS LE MORAL.

C'est ici que commence l'amertume de la vie. Les forces déclinent, le cœur se flétrit, l'esprit s'émousse, les cheveux blanchissent, les dents tombent, le visage se déforme; le corps se courbe. On commence à se déplaire à soi-même, parce qu'on ne peut plus plaire aux autres; on regrette d'en avoir perdu ou négligé l'occasion. On ne voit dans l'avenir que tristesse, chagrins & abandon. En rappellant le passé, on ne fait qu'aggraver ses regrets, puisqu'on ne peut plus y revenir. L'humeur change; la gravité prend la place de l'enjoûment & de la saillie. On veut dominer.

C'est la mort des plaisirs & des agrémens; il s'en fait un échange avec les douleurs & les souffrances qui accompagnent cette époque. Les fonctions se font lentement, se dérangent, les viscères s'altèrent, les membres se roidissent, les sucs s'accumulent, se dépravent & dégénèrent enfin; ce qui ne peut se faire sans produire tous les effets de la cachexie, qui est la décomposition des humeurs, dont l'art ne peut guère retarder le funeste effet. C'est ici que l'on sent le prix de l'économie de la jeunesse. On exige de celle des autres ce qu'on n'a pu obtenir de la sienne.

On se dessèche, on se roidit; tous les mouvemens deviennent lents ou difficiles; & à mesure que tout nous abandonne, nous nous concentrons plus en nous-mêmes, & les besoins qui se multiplient nous font toujours craindre de manquer; c'est ce qui nous attache davantage à ce que nous possédons; & bien que la vie semble devoir nous échapper à chaque instant, l'espérance de la conserver à force de soins, nous rend plus précieux les moyens de nous les procurer. On veut être seul, crainte de les partager, & on envie ce qui est aux autres.

ÉPOQUES DE LA VIE.	ANNÉES.	ATTRIBUTS DE CHAQUE AGE.	INCLINATIONS ET PASSIONS DOMINANTES.
CADUCITÉ.	78 79 80 81 82 83 84	L'âge de la méfiance.	La jactance, la dureté, les soupçons.
FAVEURS DE LA NATURE.	85 86 87 88 89 90 91	L'âge de l'indifférence.	Amour de la flatterie, des attentions & des douceurs.
MERVEILLES DE LA NATURE.	92 93 94 95 96 97 98	L'âge de l'insouciance.	Amour de la louange.

CHANGEMENS SUCCESSIFS
DANS LE PHYSIQUE ET DANS LE MORAL.

Tous les sens sont affoiblis ; quelques-uns abolis. On ne voit pas, on n'entend pas, ou l'on voit & l'on entend mal ; on se méfie de soi-même, par l'expérience des erreurs qu'on fait. On se méfie encore bien plus des autres. On doute de tout, parce qu'on ne peut avoir de conviction que par ce qu'on sent ; & que sent-on à cet âge ? Cependant l'amour-propre se réveille ; on se vante du passé, & l'on se fait plus vieux, pour donner plus de prix à ce qu'on est. On se vante d'avoir été ce qu'on auroit voulu être, parce qu'on n'est plus rien, & qu'on veut être au moins considéré, pour faire croire qu'on a valu plus que les autres.

C'est le retour de l'enfance. On finit comme on a commencé. Le corps n'agit plus que par la force de l'organisation : l'ame concentrée en elle-même, n'est plus occupée que de cette faveur ; elle y rapporte tout, & tout ce qui peut l'en distraire lui paroît suspect. On ne pense que pour soi, on n'agit que pour soi : tout nous devient étranger ; celui qui chercheroit à nous distraire, seroit un ennemi dangereux ; & quiconque ne nous prodigue pas les douceurs & les caresses, nous paroît tel.

Le sentiment, comme le mouvement, est presque réduit à rien à cette époque. L'existence est en effet une merveille. Si on s'appercevoit de son extrême fragilité, la frayeur seule suffiroit pour la détruire. Il arrive heureusement qu'on est indifférent pour tout. On ne vit plus, on végete ; & cet état d'apathie contribue à entretenir l'harmonie de la machine qui soutient la vie, que la moindre agitation de l'ame pourroit faire cesser. Comme les enfans, on n'est plus sensible qu'à la louange.

ÉPOQUES DE LA VIE.	ANNÉES.	ATTRIBUTS DE CHAQUE AGE.	INCLINATIONS ET PASSIONS DOMINANTES.
PHÉNOMENES.	99 100 101 102 103 104 105	L'âge de l'insensibilité.	L'espérance & le dernier soupir.

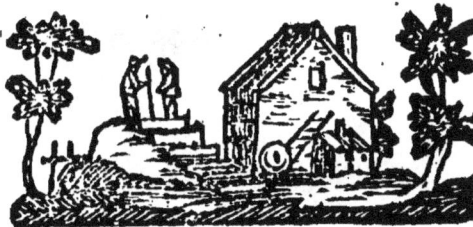

CHANGEMENS SUCCESSIFS
DANS LE PHYSIQUE ET DANS LE MORAL.

LES extrêmes fe touchent à cette époque. On rentre dans la claffe de la premiere enfance, avec cette différence que dans ce premier état, tout s'accroît, tout fe développe & gagne vers la perfection. Dans le dernier, tout dépérit, tout croule, tout fe détériore & tend à la deftruction. C'eft une lumiere épuifée qui ne donne qu'une foible lueur, & qui finit par une bleuette ; cependant on efpere encore ; mais on naît fans le favoir, on meurt de même.

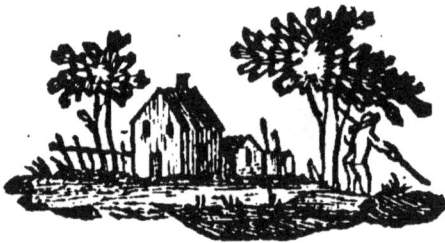

TABLEAU
DES VARIÉTÉS
DE LA VIE HUMAINE,

Avec les hasards dépendans de sa fragilité, en différens pays.

PAR une suite néceffaire de la différente conftitution des hommes, des changemens qui s'y font à mefure qu'ils s'avancent en âge, de la multitude, de la gravité & de la fréquence des accidens qui traverfent tous les jours de leur vie, elle doit fe terminer plutôt ou plus tard chez les différens individus, à raifon de l'intenfité de toutes ces caufes, felon les lieux, le tems & les circonftances. C'eft par le rapprochement des divers effets de toutes ces caufes, confidérés fur une maffe de population, qu'on a cherché dans ces derniers tems à eftimer la durée de la vie dans l'efpece humaine en général.

En

En calculant les probabilités des événemens à venir fur des événemens paffés, on eft parvenu à raffembler des réfultats affez conftans, pour déterminer d'une maniere affez exacte l'âge moyen de l'homme en Siléfie, en Hollande, en Angleterre & en France. Cette connoiffance, qui a été fort négligée, a enfin piqué la curiofité des favans. Quelques-uns, entre autres, MM. *Graunt, Sympfon*, *Halley*, *Kersboom*, *de Parcieux*, *Dupré de Saint-Maur* & *de Buffon*, s'en font fort occupés ; & leurs travaux ont été fuivis avec tant de foin, qu'ils peuvent fervir de modele dans toutes les opérations de ce genre. Quoique l'objet de leurs recherches foit abfolument différent du mien, je vais examiner la maniere dont ils ont opéré, pour rendre raifon de la mienne, qui eft auffi fort différente.

Selon les tables de M. de Buffon, rédigées fur celles de M. de Parcieux & de M. Dupré de Saint-Maur, l'efpérance de la vie croît depuis la naiffance, jufqu'à 7 ans, dans l'ordre qui fuit.

S

L'enfant qui vient de naître a l'espérance
de vivre. . . . . 8 ans 0 mois.

Celui d'un an. 33 0

Celui de deux ans. . . 38 0

Celui de trois ans. . . 40 0

Celui de quatre ans. . . 41 0

Celui de cinq ans. . . 41 6

Celui de six ans. . . . 42 0

Celui de sept ans. . . . 42 3

L'âge de sept ans est donc celui où la tenacité de la vie est la plus grande, selon M. de Buffon ; &, selon M. de Kersboom, c'est celui de cinq ans : car, selon ce dernier, l'espérance de la vie croît, dans l'ordre qui suit.

L'enfant qui vient de naître a l'espérance
de vivre. . . . . 34 ans 6 mois

Celui d'un an. 41 9

Celui de deux ans. . . . 42 8

Celui de trois ans. . . . 43 6

Celui de quatre ans. . . . 44 2

Celui de cinq ans. . . . 44 5

Malgré les différences qui se trouvent dans

ce calcul, & qu'il faut attribuer, fans doute, aux différences locales de la Hollande, où M. de Kersboom a fait fes recherches, d'avec celles de Paris, où M. de Buffon a fait les fiennes ; & malgré ce qu'on peut y remarquer d'arbitraire, (car il n'eft pas facile de deviner les raifons d'une auffi grande différence dans l'enfant qui vient de naître) il paroît qu'ils ont opéré à-peu-près de même. Voici l'ordre de leur opération.

Pour trouver l'âge moyen, ils prennent, fur quelques familles nombreufes :

1°. Le nombre d'enfans actuellement vivans.

2°. Le nombre de ceux qui font morts, & l'âge qu'ils ont vécu.

3°. Ils ajoutent au nombre des années & des mois des vivans & des morts, le nombre d'années que peuvent efpérer les vivans, fur la fuppofition qu'à 12 ou 13 ans on a vécu le quart de fa vie ; qu'à 28 ou 29 ans on a vécu la moitié de fa vie, & qu'à 49 ans on a vécu les trois quarts de fa vie. Ils divifent enfuite ces trois nombres par celui de tous les enfans qui font nés de la même mere, ou dans la même famille, & le *quotient* donne l'âge moyen.

Quoique cette maniere d'opérer puiſſe être très-exacte, je la crois moins juſte que celle qui eſt fondée ſur les probabilités graduelles des eſpérances ou des riſques qui accompagnent l'accroiſſement & le décroiſſement de la vie, à raiſon de ſa fragilité. C'eſt ſur cette baſe que j'ai calculé, en conſidérant :

1°. Qu'un enfant qui vient de naître n'a aucune eſpérance fondée de vivre un tems déterminé quelconque.

2°. Que celui qui eſt nourri par ſa mere, conformément au vœu de la nature, riſque moins que celui qui eſt nourri par une étrangere.

3°. Que, dans l'un & dans l'autre cas, l'enfant le plus fort n'a qu'une vie précaire, juſqu'à la criſe de l'éruption des premieres dents, & juſqu'à ce qu'il commence à ſe ſoutenir.

4°. Que C'eſt alors ſeulement qu'il a eſpérance de vivre juſqu'à la ſeconde criſe, c'eſt-à-dire, à la chûte des premieres dents.

5°. Que fes efpérances augmentent enfuite, c'eft-à-dire à l'âge de deux ans, de
fept ans par chaque année, jufqu'à fept ans
ans révolus, dans l'ordre qui fuit :

La vie d'un enfant, depuis la naiffance
jufqu'à deux ans, n'eft que hafards.

Un enfant de deux ans a l'efpérance de
vivre fept ans, qui, joints aux deux qu'il
a, font. . . . . 9 ans. 0 mois.

Celui de trois ans, 7 ans de plus 16   0
Celui de quatre ans, 7.   . 23   0
Celui de cinq ans, 7.   . . 30   0   ]
Celui de fix ans, 7.. . . . 37   0
Celui de fept ans, 7.   . . 44   0

Cette progreffion de la vie eft d'autant
plus fondée, que les probabilités avantageu-
fes augmentent à mefure que les crifes fepté-
naires fe fuccedent & qu'on en triomphe; car
c'eft de ces crifes que naiffent l'efpérance &
les rifques, felon qu'elles tournent bien ou
mal.

J'ai appliqué le même principe au déclin
de la vie; c'eft-à-dire, que, pour en
trouver le terme moyen, j'ai calculé les

rifques , à raifon des changemens qui s'y font dans chaque âge , & qui la rendent moins tenace.

Je pars de la même époque que M. de Buffon , c'eft-à-dire , de l'âge de huit ans ; mais ne trouvant pas une affez grande dif-férence d'un enfant de huit ans à celui de fept , pour croire que les rifques de fa fra-gilité foient extrêmes ; au lieu de neuf mois de différence dans la tenacité de la vie , je n'en fuppofe que deux à la premiere époque de chaque feptenaire , & enfuite un par chaque année , jufqu'à la fin du feptieme feptenaire , qui répond à 56 ans.

Le déclin de la vie étant alors beaucoup plus rapide , & les rifques de tout genre beaucoup plus grands , je fuppofe , à cette feconde époque , dans le premier terme des trois feptenaires fuivans , trois degrés , ou trois mois de différence dans la tenacité de la vie ; & enfuite un mois de plus , par chaque année , jufqu'à la fin du onzieme feptenaire , qui répond à 78 ans.

J'ai enfin fuppofé , dans le premier terme ,

c'eft-à-dite, au comencement de chacun des trois feptenaires fuivans, formant la troifieme époque, quatre mois de différence, & fucceffivement un mois de plus par chaque année, jufqu'à la fin du quatorzieme fepténaire, qui répond à 98 ans, parce qu'alors la fragilité de la vie eft fi extrême, que tous les rifques font réunis & que le plus léger eft toujours très-grave.

Quoique cette maniere d'opérer foit abfolument différente de celle de M. de Kersboom & de M. de Buffon, elle produit à-peu-près les mêmes réfultats, comme on peut le voir par leurs tables refpectives, que j'ai réduites en feptenaires comme les miennes, afin qu'il fût plus aifé d'en faire la comparaifon.

On ne trouvera point dans les miennes, ni dans celles de M. de Buffon, la colonne des vivans, comme dans celles de M. de Kersboom, parce que, pour former cette colonne, il auroit fallu favoir la perte qui s'eft faite, du jour de la naiffance jufqu'à douze mois, fur le nombre d'individus, fur lefquels nous avons opéré de part & d'autre, & que je n'ai eu aucun moyen pour cela. L'ordre de ces tables est d'ailleurs parfaitement semblable ; & l'âge moyen des unes aux autres ne diffère pas assez essentiellement, pour qu'on puisse supposer qu'elles ne méritent pas toutes la même confiance. On doit au contraire être étonné qu'avec les différences qu'il y a, à tant d'égards, entre les Hollandois & les François, & entre les habitans de Paris & des environs, avec ceux du reste de la France, le terme moyen de la vie des uns & des autres soit, en général, à-peu-près le même ; ce qui prouve l'exactitude des recherches & la solidité des conséquences que chacun tire de son côté, quoique sa maniere d'opérer soit absolument différente.

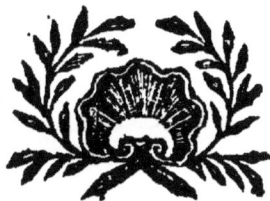

TABLEAU

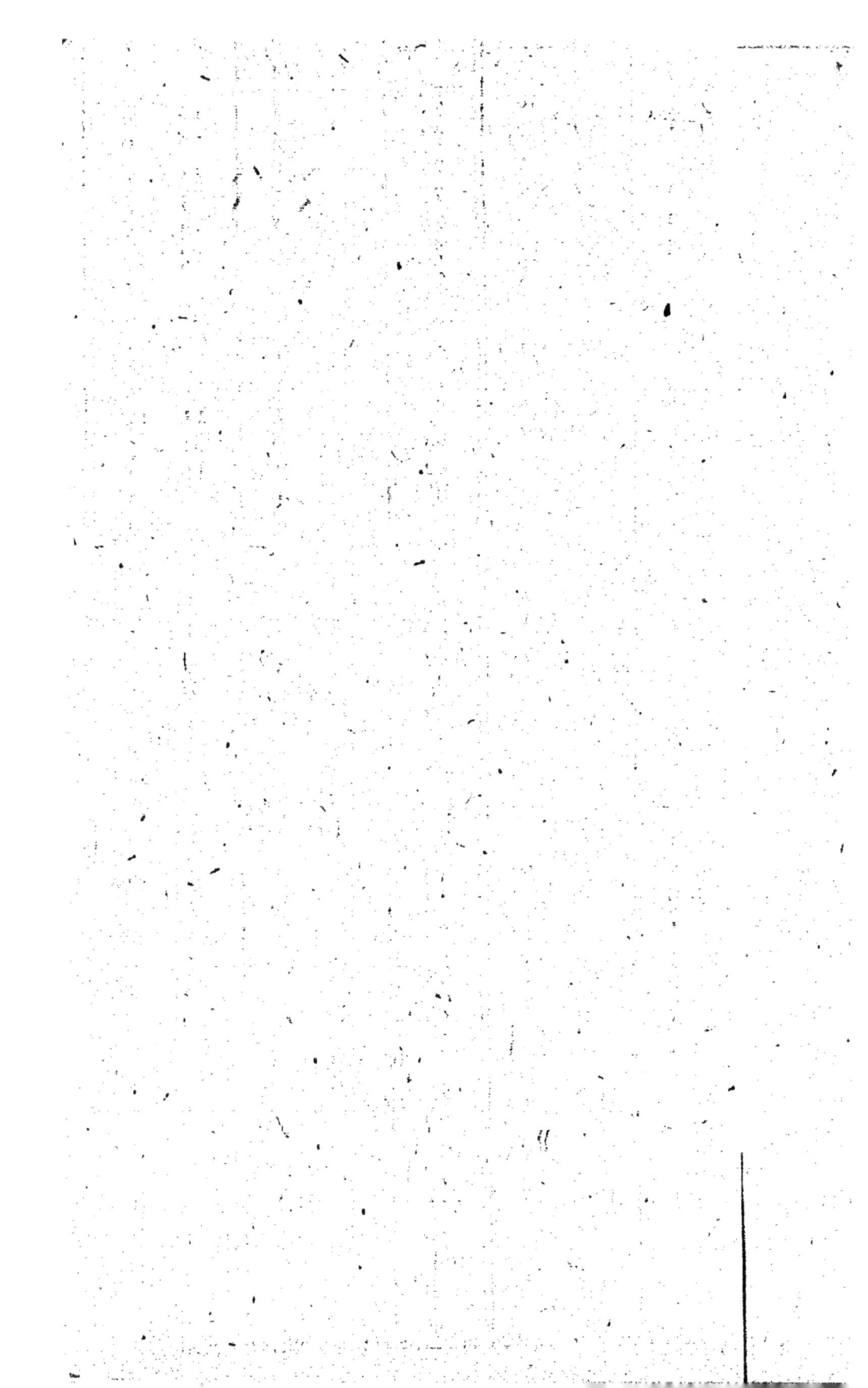

DES VAR

VEC LES HASARD

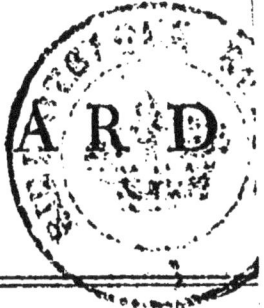

ANNÉES.	TOTAL DES MORTS.					ANNÉES.	TO
	S. ANDRÉ.	IVRI.	CLÉMONT.	AGE MOYEN.			S. AN
	1728	2247	1391	Ans.	Mois.		
1	201	686	578	33	0	50	
2	122	298	73	38	0	51	
3	94	96	36	40	0	52	
4	82	61	29	41	0	53	
5	50	50	16	41	6	54	
6	35	29	16	42	0	55	
7	28	34	14	42	3	56	
	612	1154	762				
8	14	26	10	41	6	57	
9	8	13	8	40	10	58	
10	7	19	4	40	2	59	
11	3	9	6	39	6	60	
12	9	6	5	38	9	61	
13	6	4	6	38	1	62	
14	7	4	5	37	5	63	
	54	81	44				

7	28	34	14	42	3	56
	612	1254	762			
8	14	26	10	41	6	57
9	8	13	8	40	10	58
10	7	19	4	40	2	59
11	3	9	6	39	6	60
12	9	6	5	38	9	61
13	6	4	6	38	1	62
14	7	4	5	37	5	63
	54	81	44			
15	10	8	5	36	9	64
16	13	7	6	36	0	65
17	13	4	6	35	4	66
18	11	14	10	34	8	67
19	10	10	3	34	0	68
20	7	12	13	33	5	69
21	9	6	8	32	11	70
	73	61	51			
22	17	15	9	32	4	71
23	11	10	10	31	10	72
24	9	9	7	31	3	73
25	9	10	22	30	9	74
26	8	14	9	30	2	75
27	17	5	13	29	7	76
28	13	9	10	29	0	77
	84	72	80			
29	11	5	7	28	6	78
30	21	13	24	28	0	79
31	6	8	4	27	6	80
32	10	11	13	26	11	81
33	17	18	14	26	3	82
34	15	10	8	25	7	83
35	21	19	17	25	0	84
	101	84	87			
36	14	12	12	24	5	85
37	8	13	18	23	10	86
38	12	23	15	23	3	87
39	4	3	3	22	8	88
40	26	27	41	22	1	89
41	5	7	4	21	6	90
42	19	19	10	20	11	91
	88	104	103			
43	12	7	10	20	4	92
44	10	14	6	19	9	93

21	9	6	8	32	11	70
	73	61	51			
22	17	15	9	32	4	71
23	11	10	10	31	10	72
24	9	9	7	31	3	73
25	9	10	22	30	9	74
26	8	14	9	30	2	75
27	17	5	13	29	7	76
28	13	9	10	29	0	77
	84	72	80			
29	11	5	7	28	6	78
30	21	13	24	28	0	79
31	6	8	4	27	6	80
32	10	11	13	26	11	81
33	17	18	14	26	3	82
34	15	10	8	25	7	83
35	21	19	17	25	0	84
	101	84	87			
36	14	12	12	24	5	85
37	8	13	18	23	10	86
38	12	23	15	23	3	87
39	4	3	3	22	8	88
40	26	27	41	22	1	89
41	5	7	4	21	6	90
42	19	19	10	20	11	91
	88	104	103			
43	12	7	10	20	4	92
44	10	14	6	19	9	93
45	24	22	20	19	3	94
46	21	10	5	18	9	95
47	9	7				96
48	13	12				97
49	10	6				98
	99	78	41			
						99
						100
						101
						102
						103
						104
						105

To: 1

ENVIRONS.　　　　　L A

TOTAL DES MORTS.			AGE MOYEN.		ANNÉES.	TOTAL DES VIVANS.
S. ANDRÉ.	IVRI.	CLÉMONT.	Ans.	Mois.		
						1400
24	24	31	16	7	1	1125
7	6	0	16	0	2	1075
18	14	5	15	6	3	1030
8	13	5	15	0	4	993
10	9	5	14	6	5	964
19	29	14	14	0	6	947
11	12	5	13	5	7	930
97	107	65				
15	13	5	12	10	8	913
17	13	4	12	13	9	904
11	3	4	11	8	10	995
46	40	52	11	1	11	886
11	3	2	10	6	12	878
21	12	6	10	0	13	870
19	12	5	9	6	14	863
140	96	78				
17	11	2	9	0	15	856
20	14	5	8	6	16	849
27	21	5	8	0	17	842
21	5	3	7	6	18	835
25	23	4	7	0	19	826
9	7	1	6	7	20	817
36	31	11	6	2	21	808

8	13	5	15	0	4	993
10	9	5	14	6	5	964
19	29	14	14	0	6	947
11	12	5	13	5	7	930
97	107	65				
15	13	5	12	10	8	913
17	13	4	12	13	9	904
11	3	4	11	8	10	995
46	40	52	11	1	11	886
11	3	2	10	6	12	878
21	12	6	10	0	13	870
19	12	5	9	6	14	863
140	96	78				
17	11	2	9	0	15	856
20	14	5	8	6	16	849
27	21	5	8	0	17	842
21	5	3	7	6	18	835
25	23	4	7	0	19	826
9	7	1	6	7	20	817
36	31	11	6	2	21	808
155	112	31				
9	6	1	5	8	22	800
25	21	3	5	4	23	792
14	11	1	5	0	24	783
19	19	3	4	9	25	772
20	24	5	4	6	26	760
16	12	1	4	3	27	747
10	11	1	4	1	28	735
113	104	15				
25	14	2	3	11	29	723
8	9	2	3	9	30	711
17	19	6	3	7	31	699
4	7	0	3	5	32	687
10	14	0	3	3	33	675
8	4	0	3	2	34	665
7	7	3	3	1	35	655
79	74	13				
3	5	0	3	0	36	645
7	4	1			37	635
4	2	0			38	625
5	3	0			39	615
2	1	1			40	605
4	2	0			41	595
1	0	0			42	587

36	31	11	6	2	21	808
155	112	31				
9	6	1	5	8	22	800
25	21	3	5	4	23	792
14	11	1	5	0	24	783
19	19	3	4	9	25	772
20	24	5	4	6	26	760
16	12	1	4	3	27	747
10	11	1	4	1	28	735
113	104	15				
25	14	2	3	11	29	723
8	9	2	3	9	30	711
17	19	6	3	7	31	699
4	7	0	3	5	32	687
10	14	0	3	3	33	675
8	4	0	3	2	34	665
7	7	3	3	1	35	655
79	74	13				
3	5	0	3	0	36	645
7	4	1			37	635
4	2	0			38	625
5	3	0			39	615
2	1	1			40	605
4	2	0			41	595
1	0	0			42	587
26	17	2				
2	2	0			43	578
1	0	0			44	569
2	0	0			45	560
0	1	0			46	550
1		0			47	540
1		0			48	530
0		0			49	518
7	3	0				
Tot. 1728	Tot. 2247	Tot. 1391				

E A U
LA VIE HU
SA FRAGILITÉ, EN

HOLLANDE.

TOTAL DES MORTS.	AGE MOYEN.		ANNÉES.	TOTAL DES VIVANS.	TOTAL DES MORTS.	AGE MOYEN.	
275	34^{ans}	6^{m}				Ans.	Mois.
50	41	9	50	507	12	19	5
45	42	8	51	495	13	18	10
37	43	6	52	482	12	18	4
29	44	2	53	470	12	17	10
17	44	3	54	458	12	17	3
17	44	3	55	446	12	16	9
17	44	0	56	434	13	16	2
212					86		
9	43	9	57	421	13	15	8
9	43	3	58	408	13	15	2
9	42	8	59	395	13	14	7
8	42	2	60	382	13	14	1
8	41	7	61	369	13	13	7
7	40	11	62	356	13	13	1
7	40	3	63	343	14	12	7
57					92		

1030	37	43	6	52	482	12
993	29	44	2	53	470	12
964	17	44	3	54	458	12
947	17	44	3	55	446	12
930	17	44	0	56	434	13
	212					86
913	9	43	9	57	421	13
904	9	43	3	58	408	13
895	9	42	8	59	395	13
886	8	42	2	60	382	13
878	8	41	7	61	369	13
870	7	40	11	62	356	13
863	7	40	3	63	343	14
	57					92
856	7	39	7	64	329	14
849	7	38	11	65	315	14
842	7	38	3	66	301	14
835	9	37	7	67	287	14
826	9	36	11	68	273	14
817	9	36	3	69	259	14
808	8	35	7	70	245	14
	56					98
800	8	35	0	71	231	14
792	9	34	5	72	217	14
783	11	33	10	73	203	14
772	12	33	3	74	189	14
760	13	32	8	75	175	15
747	12	32	1	76	160	15
735	12	31	6	77	145	15
	77					101
723	12	31	0	78	130	15
711	12	30	6	79	115	15
699	12	30	1	80	100	13
687	12	29	8	81	87	12
675	10	29	3	82	75	11
665	10	28	10	83	64	9
655	10	28	4	84	55	10
	78					85
645	10	27	10	85	45	9
635	10	27	3	86	36	8
625	10	26	8	87	28	7
615	10	26	1	88	21	6
605	9	25	6	89	15	5
595	9	24	10	90	10	3

817	9	36	3	69	259	14
808	8	35	7	70	245	14
		56				98
800	8	35	0	71	231	14
792	9	34	5	72	217	14
783	11	33	10	73	203	14
772	12	33	3	74	189	14
760	13	32	8	75	175	15
747	12	32	1	76	160	15
735	12	31	6	77	145	15
		77				101
723	12	31	0	78	130	15
711	12	30	6	79	115	15
699	12	30	1	80	100	13
687	12	29	8	81	87	12
675	10	29	3	82	75	11
665	10	28	10	83	64	9
655	10	28	4	84	55	10
		78				85
645	10	27	10	85	45	9
635	10	27	3	86	36	8
625	10	26	8	87	28	7
615	10	26	1	88	21	6
605	9	25	6	89	15	5
595	9	24	10	90	10	3
587	9	24	2	91	7	2
		67				40
578	9	23	6	92	5	2
569	9	22	11	93	3	1
560	10	22	4	94	2	1
550	10	21	9	95	1	1
540	10	21	2	96	0	0
530	12	20	7	97	0	0
518	11	20	0	98	0	0
		71				5
				99		Tot. 1400
				100		
				101		
				102		
				103		
				104		
				105		

MAINE,

DIFFÉRENS PAYS.

LA FRANCE EN GÉNÉRAL.

Années	Total des Morts. 150	Age Moyen. Hafards.		Années	Total des Morts.	Age Moyen. Ans. Mois	
I	17	0	0	50	4	26	4
2	8	9	0	51	0	26	I
3	6	16	0	52	I	25	9
4	7	23	0	53	I	25	4
5	3	30	0	54	I	24	10
6	4	37	0	55	2	24	3
7	5	44	0	56	I	23	7
	50				10		
8	6	43^{ans}	10	57	2	23	4
9	4	43	7	58	I	23	0
10	3	43	3	59	0	22	7
11	5	42	10	60	2	22	I
12	3	42	4	61	2	21	6
13	4	41	9	62	I	20	10
14	2	41	I	63	I	20	I
	27				0		

4	7	23	0	53	1	25	4
5	3	30	0	54	1	24	10
6	4	37	0	55	2	24	3
7	5	44	0	56	1	23	7
	50				10		
8	6	43 ans	10	57	2	23	4
9	4	43	7	58	1	23	0
10	3	43	3	59	0	22	7
11	5	42	10	60	2	22	1
12	3	42	4	61	2	21	6
13	4	41	9	62	1	20	10
14	2	41	1	63	1	20	1
	27				9		
15	1	40	11	64	1	19	10
16	1	40	8	65	2	19	6
17	0	40	4	66	2	19	1
18	0	39	11	67	1	18	7
19	1	39	5	68	2	18	0
20	1	38	10	69	0	17	4
21	1	38	2	70	3	16	7
	5				11		
22	2	38	0	71	1	16	4
23	1	37	9	72	1	16	0
24	0	37	5	73	0	15	7
25	1	37	0	74	0	15	1
26	1	36	6	75	1	14	6
27	1	35	11	76	0	14	10
28	1	35	3	77	2	13	1
	7				5		
29	0	35	1	78	1	12	9
30	1	34	10	79	1	12	4
31	1	34	6	80	1	11	10
32	0	34	1	81	0	11	3
33	1	33	7	82	0	10	7
34	0	33	0	83	1	9	10
35	2	32	4	84	0	9	0
	5				4		
36	0	32	2	85	Tot. 148.	8	8
37	2	31	11	86		8	3
38	1	31	7	87	Reste 2	7	9
39	0	31	2	88	Vivans.	7	2
40	1	30	8	89		6	6
41	0	30	1	90		5	9
42	2	29	5	91		4	11

		5			1 1		
22	2	38	0	71	1	16	4
23	1	37	9	72	1	16	0
24	0	37	5	73	0	15	7
25	1	37	0	74	0	15	1
26	1	36	6	75	1	14	6
27	1	35	11	76	0	14	10
28	1	35	3	77	2	13	1
		7			5		
29	0	35	1	78	1	12	9
30	1	34	10	79	1	12	4
31	1	34	6	80	1	11	10
32	0	34	1	81	0	11	3
33	1	33	7	82	0	10	7
34	0	33	0	83	1	9	10
35	2	32	4	84	0	9	0
		5			4		
36	0	32	2	85	Tot. 148.	8	8
37	2	31	11	86		8	3
38	1	31	7	87	Reste 2	7	9
39	0	31	2	88	Vivans.	7	2
40	1	30	8	89		6	6
41	0	30	1	90		5	9
42	2	29	5	91		4	11
		6					
43	1	29	3	92		4	7
44	2	29	0	93		4	2
45	0	28	8	94		3	8
46	1	28	3	95		2	1
47	2	27	9	96		1	5
48	2	27	2	97		0	8
49	1	26	5	98			
		9					
				99			
				100			
				101			
				102			
				103			
				104			
				105			

Il réfulte de ces tables qu'à Saint-André, paroiffe de Paris, les 1728 individus, dont je rapporte le nécrologe, fe font éteints dans l'efpace de 97 ans.

Que les 2247 individus d'Ivry, paroiffe des environs de Paris, fe font éteints dans l'efpace de 95 ans.

Que les 1391 individus de Clémont, au-tre paroiffe des environs de Paris, fe font éteints dans l'efpace de 89 ans.

La vie a donc décliné dans les individus de ces trois paroiffes, dans un ordre diffé-rent de celui qui a été calculé par M. de Buffon, puifque l'âge moyen, déterminé dans fes tables des probabilités de la durée de la vie, ne s'étend qu'à 85 ans.

Cette différence ne vient point d'un dé-faut de calcul, comme il paroîtroit naturel de le conclure; mais de ce que M. de Buffon a opéré fur trois paroiffes de Paris & fur douze des environs prifes enfemble, tandis que je n'ai pris pour exemple qu'une feule paroiffe de Paris & deux paroiffes des environs.

T

La conféquence naturelle & jufte de cette différence eft donc que, dans les trois paroiffes de Saint-André, d'Ivry & de Clémont, prifes en particulier, la tenacité de la vie eft plus grande que dans les quinze paroiffes prifes enfemble.

On fera peu furpris de cette différence, fi on confidere que, fur la paroiffe Saint-André, il y a une quantité prodigieufe de peuple & d'ouvriers, accoutumés à la peine & à la fatigue, & que, par cette raifon, le déclin de la vie peut y être moins rapide que fur les quinze paroiffes prifes enfemble.

Il en réfulte encore qu'à Paris & dans fes environs la tenacité de la vie eft en général moins grande que dans la Hollande, puifque les 1400 individus, fur lefquels M. *Kersboom* a opéré, ne fe trouvent éteints que dans l'efpace de 95 ans; par conféquent, ce terme excede celui de Paris & des environs, de dix ans.

Il en réfulte enfin que, dans la France en général, la tenacité de la vie eft plus grande qu'en Hollande, qu'à Paris & dans fes environs , puifque , felon mes tables , qui comprennent tont le royaume , & qui font calculées felon les rifques proportionels d'âge en âge , le déclin de la vie s'étend jufqu'à 97 ans.

Il faut obferver que je fuis parti du même point que M. de *Buffon* , c'eft-à-dire , de l'âge de 8 ans , & à-peu-près du même degré de vitalité que M. *Kersboom* , c'eft-à-dire , de 44 ans , pour trouver le terme moyen de la vie de chaque âge ; mais que je n'en ai fait l'application que fur les 150 individus , ce qui peut faire quelque différence. Je ne puis cependant pas croire que la différence fe trouvât de beaucoup moins grande , fi j'avois opéré fur un plus grand nombre d'individus , parce que , comme je viens de le dire , j'ai calculé fur les rifques proportionels de chaque âge , & que j'ai en effet trouvé , en différens points du royaume , des hommes de 97 ans.

Je n'ai épargné ni foins , ni veilles , ni dépenfes , pour rendre ces tables auffi exactes & auffi juftes qu'il m'a été poffible , pour qu'on puiſſe s'en aſſurer & même les vérifier, je vais retracer l'ordre de mon travail.

Je commençai à m'occuper de cet objet à la paix de 1762. Je partis à la fin de cette année d'*Oſtende* pour *Bagneres* & *Barége*, en paſſant par *Bruges*, *Gand*, *Lille*, *Paris*, *Orléans*, *Blois*, *Tours*, *Poitiers*, *Bordeaux*, *Tarbes* & *Bagneres*. Je revins en 1763, en paſſant par *Auch*, *Touloufe*, *Montpellier*, *Lyon*, *Dijon*, *Rheims*, *Valenciennes* & *Lille*.

Depuis 1764 juſqu'en 1776, j'ai parcouru ſucceſſivement le *Calaiſis*, le *Boulonnois*, la *Picardie*, l'*Artois*, le *Hainault*, le *Brabant*, la *Flandre Françoiſe*, la *Flandre Autrichienne* & la *Flandre Maritime*.

En 1776, je partis de Bergues pour Amſterdam, en paſſant par *Ypres*, *Menin*, *Courtray*, *Gand*, *Bruxelles*, *Anvers*, le *Mordick*, *Dort*, *Rotterdam*, *Delft*, la *Haye*, *Leyde*, *Harlem*, & je revins d'*Amſterdam* par *Utrecht*, dirigeant ma route ſur *Liége* par *Bolduc*, *Maſtreicht*; mais la difficulté d'avoir des renseignemens dans un pays où je ne connoissois personne, me fit replier sur *Breda*, *Malines* & *Louvain.*

En 1778 & 79, je parcourus la *Norman-die*, la *Bretagne*, le *Perche*, le *Maine* & l'*Anjou.*

En 1780, je partis de *Lille* pour *Tou-lon*, d'où je revins à Paris, après avoir parcouru la plus belle partie de la *Champagne*, de la *Bourgogne*, du *Lyonnois*, du *Dau-phiné*, du *Languedoc*, de la *Provence* & la frontiere du *Bourbonnois.*

En 1781, je parcourus la Lorraine & les Evêchés.

En 1782, je partis de Paris pour Geneve, par la route de la *Franche - Comté*, & je revins de *Geneve* en traversant la Suisse par *Nyon*, *Lausane*, *Berne*, *Basle*, dirigeant ma route sur *Strasbourg*, & de *Strasbourg* à *Paris.*

C'est dans ces différens voyages que j'ai choisi, en des lieux très-opposés, sur quelques familles nombreuses, dont les chefs étoient nés à la fin du dernier siecle, ou au commencement de celui-ci, les 150 individus sur lesquels j'ai formé mes tables, en suivant les renseignemens que j'ai pu en tirer jusqu'en 1784, époque à laquelle il en restoit encore deux de vivans.

L'objet de mes recherches étoit de connoître non-seulement la durée de la vie humaine en général & en particulier, selon la différence des lieux, mais encore le degré d'influence que pouvoit avoir sur la tenacité de la vie la différence des climats, du sol, des productions, de l'exposition, de la température, de la maniere de vivre, des professions, de l'éducation, de la constitution, de la structure, de la forme, de la taille & des proportions respectives des hommes. C'est dans les deux tableaux suivans que j'ai réuni le résultat de mes recherches, en rassemblant dans le premier toutes les variétés essentielles du climat & du sol, &, dans le second, toutes les variétés essentielles des qualités extérieures du corps.

Il seroit à desirer qu'on examinât la différence qu'il y a, à tant d'égards, dans l'in-

tervalle des points les plus oppofés de l'Europe, comme de *Pétersbourg* à *Madrid*, ou
à *Lisbonne* ; & de *Conftantinople*, ou de
Rome, à *Londres*. Mais ce travail étant au-
deffus des forces & des facultés d'un fimple particulier, plus encore des miennes, j'ai
tâché de fuivre cette idée, en me bornant,
à la France, & j'ai cherché à connoître cette
différence dans l'intervalle des points les plus
oppofés du royaume, c'eft-à-dire, de *Dunkerque* à *Bayonne*, & d'*Antibes* à *Breft*,
en me rapprochant autant que je l'ai pu de
ces points extrêmes, lorfque les circonftances
ne m'ont pas permis de les atteindre.

J'ai trouvé des vieillards & des hommes
fortement conftitués par-tout, mais en bien
petit nombre, en proportion de l'immenfe
population ; &, en examinant celle - ci en
détail, j'ai été plus qu'étonné, car j'ai été
véritablement affligé de la voir en général
fi chétive, & d'apprendre à quoi fe rédui-
foit une génération, dans l'efpace de 50 à
60 ans.

Il n'eft pas rare d'entendre dire à un chef
de famille de cet âge, environné d'enfans,

de petits enfans, de neveux, de nieces, de
coufins, &c., qu'il eft le refte des fouches
qui ont produit tous ces rejetons ; que les
uns font morts de 25 à 30 ans, d'autres de
30 à 35, le plus grand nombre de 35 à 45,
& prefque tous avant 60 ; que, dans le lieu
& dans les environs, il ne connoît que trois
ou quatré perfonnes qui approchent de 70 ans.

Si on queftionne des femmes de 35 à 40
ans, qui font encore des enfans, elles ré-
pondent qu'elles en ont eu 8, 10, 12, 14,
15, & même 18, & qu'il ne leur en refte que
3, 4, 5, ou 6. Qu'on juge de-là à quoi doit
fe réduire l'âge moyen, quand on calcule la
durée de la vie, fur la population en maffe.

Ce qu'il y a de plus affligeant, c'eft de
voir le degré de dépériffement de la nature,
lorfqu'on examine l'état des forces, de la
vigueur & de la fanté. La jeuneffe ne fe dif-
tingueroit qu'avec peine de la vieilleffe, fans
la vivacité qui la caractérife, & qui tient plus
à la fenfibilité de l'ame qu'à la force du corps.
Quoiqu'il foit très-certain que le phyfique
conferve par-tout l'empreinte du climat, qui
vérifie par-tout l'axiôme d'Hippocrate : *Qua*

à terrâ producuntur , terræ ipfius naturam fe-
quuntur ; on ne peut pas fe diffimuler qu'il
n'y ait quelque autre caufe de l'appauvriffe-
ment de l'efpece humaine , qui eft fenfible
par-tout. C'eft à ceux qui gouvernent les em-
pires & qui font les arbitres de la deftinée
des hommes , de faire approfondir ces caufes : eux feuls peuvent y remédier. Quant
à moi, j'ai cru devoir me borner à la recherche de celles qui font inhérentes à la
conftitution même de l'homme, ou qui dépendent des influences locales. Pour les rendre plus fenfibles & les préfenter d'une maniere plus frappante, je les ai d'abord comparées du nord au midi, & j'ai tâché de
les vérifier enfuite par tous les fignes extérieurs , qui peuvent fournir quelque indice
pour juger des avantages & des défavantages
de la conftitution des hommes.

Ces fignes , pris féparément , ne font en
effet que des indices , & fi légers , qu'on n'en
peut rien conclure ; mais, tous réunis , ils
fervent à juger d'une maniere affez exacte de
la tenacité de la vie , de l'état de la fanté &
du degré des forces. Si on les examine de

plus près, on voit que, fous une certaine combinaifon, quelques – uns indiquent plus particuliérement l'une de ces trois chofes, tandis que quelques autres en indiquent une autre : par exemple, les fignes tirés du tempérament, de la taille, de la ftructure & des proportions du corps avec ceux de l'état de la peau, annoncent la force ou la foibleffe de la conftitution. Ceux qu'on tire de l'état des yeux, des dents & de la refpiration, annoncent la bonne ou la mauvaife fanté ; & ceux qu'on tire de la carnation, des cheveux & de la voix, annoncent les degrés de force ou de foibleffe. J'ai fixé ces degrés à quatre, & je les ai appliqués feulement à la carnation, pour éviter des détails trop minutieux.

Tous les enfans naiffent blonds ou bruns. Ces couleurs fe fortifient ou s'affoibliffent avec l'âge, & les nuances par lefquelles ils paffent, font comme autant de degrés qui marquent les degrés de leur force. Si un enfant a des cheveux très-fournis, qui foient rudes au toucher, qui frifent naturellement, ou qui deviennent crépus & qui prennent une

couleur plus foncée, à mesure qu'il grandit,
on peut conclure qu'il sera très-fort, sur-
tout s'il a les chairs fermes & compactes,
la peau nette, vive & animée, les yeux étincelans ; &, si dans la suite il a les dents
moyennes, serrées, blanches & bien arran-
gées, avec des muscles bien nourris, la
poitrine large, la respiration pleine, égale,
la voix mâle, sonore, les membres & la
taille bien proportionnés, on doit bien au-
gurer de sa santé, & on peut espérer qu'il
vivra long-tems, s'il n'abuse pas de ses avantages. Si au contraire il a peu de cheveux,
s'ils sont plats, fins, mous, & si de bruns
ils deviennent châtains, ou si d'un beau blond
ils passent à un blond argenté, on peut conclure qu'il sera foible, délicat & d'une mau-
vaise santé, sur-tout s'il a les chairs molles,
la peau flasque, terne ou pâle, les yeux abat-
tus, les dents sales, distantes, inégales, les
membres grêles, la taille effilée, la respiration gênée, la voix foible & efféminée.

C'est d'après les observations constantes
sur toutes ces variétés, comparées avec les
phénomenes de la vitalité, que j'ai calculé

l'âge moyen & le rapport des forces dans les individus de différente conftitution. Pour s'aſſurer de leur exactitude, il n'y a qu'à ſuivre avec un peu d'attention quelques ſujets ſur leſquels ces ſignes ſoient tranchans ; par exemple , ſur les blonds argentés qui ont les cils des paupieres de la même couleur , on verra qu'il n'y en a pas un qui n'ait la vue foible & délicate, & on pourra conclure que les autres organes le ſont en proportion. Les exceptions à cette regle peuvent être regardées comme des phénomenes.

Tous les enfans naiſſent auſſi avec le même ſon de voix ; ils ont tous la reſpiration douce, égale & preſque imperceptible , lorſqu'ils ne ſouffrent pas. Les changemens qu'on y remarque dans la ſuite ſont autant d'indices de ceux qui ſe font dans leur conftitution. Cela eſt ſi vrai, qu'on peut diſtinguer les ſexes par le ſon de la voix. Cependant il ne faut compter ſur ces ſignes qu'autant qu'ils ſont réunis. Pris ſéparément, ils ſeroient de peu de valeur ; ils ne doivent être regardés que comme auxiliaires : c'eſt pourquoi ceux qui forment la colonne intermédiaire du ſecond tableau n'ont aucune déſignation particuliere.

TABLE

DES VARIÉ

DE LA VIE HUI

Avec les hafards du clima

	NORD.	
	AGE MOYEN.	
Montagnes	42 à 44	
Colines	41 à 43	
Vallées	40 à 42	
Forêts	40 à 42	
Mines & carrieres	26 à 28	
Pays montueux	40 à 42	
Inégal	38 à 40	
Varié	35 à 37	
Sabloneux	30 à 32	

Inégal	38	à	40
Varié	35	à	37
Sabloneux	30	à	32
Graveleux	30	à	32
Pierreux	30	à	32
Elevé	39	à	41
Ifolé	24	à	26
Plat	27	à	29
Couvert	30	à	32
Nud	24	à	25
Bas	22	à	23
Humide	21	à	22
Marécageux	25	à	26
Cours de grandes rivieres	40	à	41
Lacs	24	à	26
Marais	25	à	27
Bords de la mer	25	à	26
Landes	21	à	22
Bruyeres	21	à	22
Terres arides	21	à	22

L E A U

R I É T É S

H U M A I N E,

u climat & du fol.

Ave

	MIDI.			TEMP
	AGE MOYEN.			
	40 à 42			
	39 à 41			
	38 à 40			
	40 à 42			
	21 à 23			STRU
	39 à 40			
	36 à 38			
	34 à 36			
	28 à 30			

36 à 38	
34 à 36	
28 à 30	
28 à 30	
28 à 30	
30 à 32	
22 à 24	
30 à 32	
30 à 32	
21 à 22	
21 à 22	
23 à 24	
21 à 22	
38 à 40	
29 à 30	
21 à 32	
25 à 26	
21 à 22	
21 à 22	
21 à 22	D E

DES VARIÉTÉ

Avec les hafards de la conftitutior

qua

TEMPÉRAMENT.	Sanguin . . .	38	à	40
	Bilieux . . .	40	à	41
	Atrabilaire . .	39	à	40
	Phlegmatique .	34	à	36
	Leurs Nuances .	21	à	41
STRUCTURE.	Elégante . . .			
	Réguliere . .	38	à	40
	Proportionnée .			
	Active . . .			
	Groffiere . . .			
	Lourde . . .	35	à	37
	Maffive . . .			
	Difproportionnée			

C

Maſſive		35 à 37
Diſproportionnée		

	Giganteſque	25 à 27
	Grande	30 à 32
TAILLE.	Moyenne	38 à 40
	Petite	40 à 44
	Inuſitée & difforme	22 à 25

	Blanche	
	Animée	
	Douce	38 à 40
	Bien nourrie	
	Brune	
	Seche	
	Ferme	40 à 41
ETAT	Compacte	
DE LA PEAU.	Baſanée	
	Dure	
	Rude	40 à 42
	Velue	
	Pâle	
	Molle	
	Lâche	24 à 26
	Ecailleuſe	

R

L

TABLEAU

...ÉS DE LA VIE HU...

...ion, de la forme, de la stature, d... ...ualités extérieures du corps.

CHEVEUX.		ETAT DES YEU...
Naturels.	BLONDS.	
Argentés.		
Dorés.		
Hardis.		
Roux.		
Châtain-clairs.		
Châtain-foncés.		
Brun-clairs.		
Brun-foncés.		
Noirs.	BRUNS.	
Rares.		
Fournis.		
Plats.		
Frisés.		

	Fournis.	UNS.	
	Plats.		
	Frifés.		
	Crépus.		DES DENTS
RESPIRATION.	Pleine.		
	Libre.		
	Haute.		
	Egale.		
	Courte.		
	Gênée.		
	Profonde.		
	Entrecoupée.		
	Sanglotante.		
LA VOIX.	Claire.		
	Sonore.		
	Aigüe.		
	Grave.		CARNATION
	Mâle.		
	Efféminée.		
	Aigre.		
	Glapiffante.		
	Enrouée.		
	Eteinte.		

U

IE HUMAINE,

ſtature, des proportions & autres

orps.

	Brillans			
	Vifs		38	à	40
	Etincelans			
	Abattus			
ETAT DES YEUX.	Foibles		32	à	36
	Délicats			
	Triſtes			
	Languiſſans		24	à	28
	Mornes			
	Grandes		38	à	42
	Moyennes		39	à	42
	Petites		40	à	42
	Egales		40	à	42

	Petites	.	.	.	40	à	42
	Egales	.	.	.	40	à	41
	Blanches	.	.	.	40	à	42
DES DENTS.	Fortes	.	.	.	40	à	42
	Foibles	.	.	.	30	à	32
	Jaunes	.	.	.	24	à	25
	Noires	.	.	.	23	à	24
	Tartareuses	.	.	21	à	22
	Vacillantes	.	.	21	à	22

	Animée	.	.	.	} 4
	Rouge	.	.	.	
	Enflammée	.	.	} 3	
	Couperofée	.	.		
	Vermeille	.	.	} 2	
	Blanche	.	.		
	Pâle	.	.	.	} 1
	Blême	.	.	.	
CARNATION.	Bilieufe	.	.	} 4	
	Safranée	.	.		
	Olivâtre	.	.	} 3	
	Piftache	.	.		
	Brune	.	.	.	} 2
	Terne	.	.	.	
	Bafanée	.	.	.	} 1
	Noire	. .	.	.	

DEGRÉS DE FORCE.

TABLEAU

DES VARIÉTÉS

DE LA VIE HUMAINE,

Avec les hafards des mois & des faifons, comparés fur quatre points différens du Nord au Midi.

SAVOIR :

BOULOGNE-SUR-MER ET MONTPELLIER; PARIS ET LONDRES.

PERSONNE n'ignore que les faifons font fur les corps une impreffion très-fenfible & très - différente les unes des autres, & que cette impreffion eft plus ou moins favorable ou fâcheufe, felon que les faifons font plus ou moins régulieres, felon la différence des climats & felon la difpofition des corps : mais perfonne ne fait jufqu'à quel point elles in-fluent fur les fonctions de l'économie ani-male ; & ceux qui font le plus fufceptibles

de cette influence, la regardent rarement
comme la caufe des révolutions qu'ils éprouvent au renouvellement des faifons, ou lorfqu'elles pechént par quelque excès. Cependant on eft fi différémment affecté lorfque
le tems eft froid ou chaud, fec ou humide,
qu'on fe plaint vaguement de l'impreffion
qu'on en reçoit, mais fans qu'on paroiffe s'occuper que de ce qui fait peine ou plaifir. Si
on y faifoit attention, on s'appercevroit de
beaucoup d'autres différences plus ou moins
effentielles, qui dépendent uniquement de
l'état des faifons, & qui intéreffent plus ou
moins les fonctions générales ou particulieres
& même l'action des organes dans l'état de
fanté & de maladie, puifque chaque faifon
change toujours, à quelque égard, l'ordre de
nos fenfations, & qu'elle imprime un caractere différent aux maladies. On remarqueroit
fur-tout que non – feulement les faifons qui
conviennent le plus à certains individus, font
très-contraires à d'autres ; mais encore que
la même faifon qui convient dans un tems
à un individu, lui eft très-nuifible dans un
autre.

Quoiqu'on ait immenſément écrit ſur tous ces objets, ſi j'avois à les diſcuter, je me ferois un devoir d'emprunter la troiſieme ſection toute entiere des aphoriſmes d'Hippocrate & ſon traité *de aere, locis & aquis*. Je n'aurois qu'à faire l'application de ſes préceptes à notre tems & à l'état actuel de notre conſtitution. Il n'a rien laiſſé à deſirer ſur cette matiere, puiſqu'il a conſidéré les ſaiſons & leurs variations relativement à la différence des lieux, des tems, des tempéramens, de l'âge, des ſexes, de la nature & des genres des maladies.

Pour ne pas revenir ſur des ſujets ſi ſouvent rebattus & ſuffiſamment éclaircis, pour en tirer toute l'utilité qu'on doit en attendre, mon deſſein étoit d'en propoſer de nouveaux également intéreſſans, en conſidérant les ſuites de l'influence des ſaiſons ſur toutes les circonſtances de la ſanté & de la vie; c'eſt-à-dire, que je m'étois propoſé d'examiner :

1°. Quelle eſt la ſaiſon la plus favorable & la plus contraire à telle ou telle conſtitution ?

2°. Quelle est la saison dans laquelle il naît en général plus d'enfans ?

3°. Quelle est celle dans laquelle il naît ordinairement plus de garçons que de filles ?

4°. Quelle est celle dans laquelle les enfans sont plus ou moins vivaces, plus forts ou plus délicats ?

5°. Quelle est celle dans laquelle on a plus d'espérance de vaincre les maladies qui les détruisent dans le premier âge ?

6°. Si toutes choses étant d'ailleurs égales, la saison dans laquelle les enfans naissent paroît influer en quelque chose sur le tempérament & sur les qualités physiques & morales qu'ils acquierent dans la suite ?

7°. Si, dans les différens climats, les enfans, les hommes & les femmes de la même constitution, qui sont nés dans la même saison, paroissent conserver entre eux quelque analogie dans l'état de santé & de maladie, & par rapport à la durée de la vie ?

J'ai trouvé tant de difficultés à suivre ce plan, que j'ai dû me restreindre à examiner

le

le réfultat de l'influence des faifons fur les maladies qui fe terminent d'une maniere funefte
dans les différentes conftitutions , dans les
différentes époques de la vie , en différens
climats , & quels font les fujets qui ont le
plus à craindre de cette influence dans chaque faifon.

Pour rendre cette propofition plus claire ,
je la réduis à cette queftion.

Quelle eft la proportion de la mortalité
des hommes d'une faifon à l'autre , dans
chaque mois de l'année ; & quels font les
fujets fur lefquels chaque faifon fait le plus
de ravages en différens climats ?

Cette queftion n'exige , pour la réfoudre ,
ni difcuffion , ni raifonnemens , il ne faut
que des faits. En les comparant les uns aux
autres , on aura la folution de ce problême ;
mais il faut que les faits foient authentiques,
c'eft-à-dire , revêtus des formalités qui ex-
cluent tout doute. Ceux que j'ai devers moi,
quoiqu'en très-grand nombre , n'ayant pas
ce caractere , ne peuvent pas me fervir ;
n'ayant eu moi-même ni caractere , ni mif-

V

fion, pour compulfer les regiftres, & n'ayant trouvé par-tout, au lieu de facilités, que des difficultés infurmontables, j'ai dû me contenter de ce que d'honnêtes pafteurs & quelques fuppôts de paroiffe ont bien voulu me communiquer pour ébaucher mon plan. Mais pour ne rien hafarder vis-à-vis du public, & ne pas perdre entiérement le fruit d'un travail de 24 ans, j'ai réduit mon plan, qui devoit comprendre les quatre points oppofés de la France, à une fimple efquiffe, en profitant de ce que j'ai trouvé d'analogue à mon idéé dans une thefe foutenue, en 1762, par M. Galtier, à la faculté de Montpellier. Cette thefe, qui traite du prognoftic qu'on peut tirer des extraits mortuaires, eft le feul fecours que j'aie pu trouver, malgré les foins & les peines infinies que je me fuis donné; &, comme elle ne fournit que des données générales, qu'il eft effentiel d'appuyer par quelques exemples de détail, j'ai eu recours à M. Souquet, médecin à Boulogne-fur-mer, que j'ai déja cité, & fur l'exactitude duquel je puis compter, qui, par la confidération dont il jouit, a obtenu le dépouillement des regiftres de quatre paroiffes pendant dix ans, c'eft-à-dire, depuis 1776 jufqu'en 1786. J'ai réduit ce dépouillement de deux paroiffes feulement à fept ans, conformément à mon plan, pour former le parallele avec ce qu'on a obfervé fur les proportions de la mortalité dans chaque faifon, à Montpellier, à Paris & à Londres, pendant un égal nombre d'années, c'eft-à-dire, depuis 1744 jufqu'en 1751.

Il réfulte donc de ce tableau :

1°. Que, dans les pays feptentrionaux, la mortalité eft plus grande dans les faifons froides que dans les faifons chaudes, & qu'au contraire, dans les pays méridionaux, elle eft plus grande dans les faifons chaudes que dans les faifons froides.

2°. Que, dans le Nord, l'excès de la perte des faifons froides porte fur les cacochymes & les vieillards, tandis que, dans le Midi, celle des faifons chaudes porte fur les enfans & fur les jeunes gens.

3°. Que cette perte devient de part & d'autre plus confidérable, à proportion de l'excès de la température des climats refpectifs.

V ij

4°. Que, par conféquent, les saifons froides font en général plus contraires aux cacochymes & aux vieillards, & les faifons chaudes aux enfans & aux jeunes gens.

5°. Que les uns & les autres rifquent plus ou moins, felon que la conduite, le régime, l'état, les difpofitions & les circonftances acceffoires ajoutent aux caufes locales, ou felon qu'elles les affoibliffent.

6°. Que, dans le Nord & dans les faifons froides, on doit s'occuper plus particuliérement des maladies qui dépendent de la lenteur de la circulation, de la concentration & de l'épaiffiffement des humeurs, &, dans le Midi, de celles qui dépendent de l'agitation de la circulation, de l'efferveſcence & de la diffipation des humeurs.

7°. Que les rifques de part & d'autre augmentent, à proportion que les uns approchent plus du Nord, & les autres du Midi.

C'eft cette gradation des rifques refpeɛtifs que je m'étois propofé de fuivre, en partant de Montpellier, comme du centre de

la zône tempérée, pour observer successivement la nature & les événemens des maladies
dans les différens âges, les différens fexes &
les différens tempéramens, du côté du Midi,
jufqu'à Naples & Madrid, &, du côté du
Nord, jufqu'à Pétersbourg, Stockolm &
Copenhague. Mais les moyens m'ayant man-
qué, malgré toutes les recherches que j'ai pu
faire, j'ai dû me borner à former le cadre
de ce tableau, que je remplirai à mefure que
mes reffources s'accroîtront. Je ferai cependant remarquer que l'efquiffe que j'en donne,
fuffit pour faire voir que, dans les points
extrêmes de la comparaifon, la perte des faifons refpectives eft beaucoup plus fenfible que
dans les points intermédiaires, puifque, dans
les faifons froides, celle de Londres excede
celle des faifons chaudes, autant que, dans
les faifons chaudes, celle de Montpellier
excede celle des faifons froides. C'eft pour
rendre cette différence plus fenfible que j'ai
établi deux colonnes de faifons pour Montpellier, dans l'une defquelles je forme l'hiver
du mois de décembre (défigné par un afté-
rifque) janvier & février; &, dans l'autre,

de janvier, février & mars. Au moyen de ces deux colonnes, on verra, que, malgré la différence du calcul, la perte des faisons chaudes est toujours, à Montpellier, plus grande que celle des faisons froides.

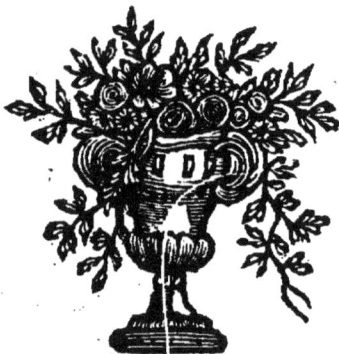

BOULOGNE-SUR-ME

Morts depuis 1776, jufqu'en 1?

PAROISSES, Sᵗ. NICOLAS.			SAISONS.	W I M	
MOIS.				**MOIS.**	
JANVIER.	Garçons,	57		Garçons,	
	Filles,	39		Filles,	
	Mariés,	11		Mariés,	
	Mariées.	15		Mariées,	
	Veufs,	8		Veufs,	
	Veuves,	12		Veuves,	
		142			
FÉVRIER.	Garçons,	40		Garçons,	
	Filles,	35	HIVER.	Filles,	
	Mariés,	16		Mariés,	
	Mariées,	12	365	Mariées,	
	Veufs.	4		Veufs,	

TABLEA

TÉS DE LA V

les mois & des saisons, comparés su

SAVOIR:

ER ET MONTPELLIER.

en 1783. Depuis 1744, jusqu'en 1751.

M I L L E.		NOTRE-DAME.		
	SAISONS.	MOIS	SAISONS.	SAISONS.
ons,	5		* 196	
s,	2			
s,	3			
ées,	2			
s,	0			
es,	3			
	15	205	582	576
ons,	4			
s,	5			
és,	5			
es,	2	54		

U

IE HUMAINE.

quatre points oppofés.

PARIS ET LONDRES.

puis 1766 , jufqu'en 1783. Depuis 1744, jufqu'en 1751

ÉTIENNE-DU-MONT. | De * . * *

	SAISONS.		SAISO

Hommes, 162 ⎫ 270 *
Femmes, 171 ⎭ 333

909

Hommes, 139 ⎫ 306
Femmes, 167 ⎭

	Mariées,	12	303		Mariées,
	Veufs.	4			Veufs,
	Veuves,	4			Veuves,
		111			
MARS.	Garçons,	42			Garçons,
	Filles,	27			Filles,
	Mariés,	9			Mariés,
	Mariées,	9			Mariées,
	Veufs,	12			Veufs,
	Veuves,	13			Veuves,
		112			
AVRIL.	Garçons,	30			Garçons,
	Filles,	31			Filles,
	Mariés,	17			Mariés,
	Mariées,	13			Mariées,
	Veufs,	7			Veufs,
	Veuves,	10			Veuves,
		108			
MAI.	Garçons.	31			Garçons,
	Filles,	29			Filles,
	Mariés,	10	PRINTEMPS.		Mariés,
	Mariées,	14	292		Mariées,
	Veufs.	9			Veufs,
	Veuves,	14			Veuves,
		107			
JUIN.	Garçons,	21			Garçons,
	Filles,	27			Filles,
	Mariés,	8			Mariés,
	Mariées,	11			Mariées,
	Veufs,	1			Veufs,
	Veuves,	9			Veuves,
		77			
JUILLET.	Garçons,	20			Garçons,
	Filles,	23			Filles,
	Mariés,	11			Mariés,
	Mariées,	9			Mariées,
	Veufs,	3			Veufs,
	Veuves,	6			Veuves,
		72			
AOUST.	Garçons,	29			Garçons,
	Filles,	20			Filles,
	Mariés,	18	ÉTÉ.		Mariés,

ées,	2		
s,	0		
ves,	2		
	18	181	
cons,	6		
s,	7		
iés,	4		
iées,	1		
ifs,	1		
ves,	2		
	21	190	
çons,	3		
s,	3		
iés,	1		
iées,	1		
ifs,	1		
ves,	1		
	10	144	487 435
çons,	5		
es,	1		
iés,	3		
iées,	0		
ifs,	0		
ves,	0		
	9	153	26
çons,	2		
es,	3		
iés,	0		
iées,	1		
ifs,	0		
ves,	1		
	7	138	
çons,	0		
es,	1		
iés,	0		
iées,	0		
ifs,	0		
ves,	2		
	3	181	518 579
çons,	1		
es,	2		
iés,	0		

Hommes,	155 }	326	
Femmes,	171 }		
Hommes,	158 }	329	
Femmes,	171 }		935
Hommes,	126 }	280	
Femmes,	154 }		286
Hommes,	113 }	241	
Femmes,	128 }		
Hommes,	121 }	255	
Femmes,	134 }		755
Hommes,	118 }	259	
Femmes,	141 }		287

	Veuves,	6		Veuves,	
		72			
AOUST.	Garçons,	29		Garçons,	
	Filles,	20		Filles,	
	Mariés,	18	ÉTÉ.	Mariés,	
	Mariées,	8	277	Mariées,	
	Veufs,	1		Veufs,	
	Veuves,	9		Veuves,	
		85			
SEPTEMBRE.	Garçons,	36		Garçons,	
	Filles,	35		Filles,	
	Mariés,	12		Mariés,	
	Mariées,	24		Mariées,	
	Veufs,	3		Veufs,	
	Veuves,	10		Veuves,	
		120			
OCTOBRE.	Garçons,	43		Garçons,	
	Filles,	35		Filles,	
	Mariés,	8		Mariés,	
	Mariées,	13		Mariées,	
	Veufs,	2		Veufs,	
	Veuves.	9		Veuves,	
		110			
NOVEMBRE.	Garçons,	42		Garçons,	
	Filles,	34		Filles,	
	Mariés,	10	AUTONE.	Mariés,	
	Mariées,	19	357	Mariées,	
	Veufs,	5		Veufs,	
	Veuves,	15		Veuves,	
		125			
DÉCEMBRE.	Garçons,	38		Garçons,	
	Filles,	35		Filles,	
	Mariés,	20		Mariés,	
	Mariées,	13		Mariées,	
	Veufs,	7		Veufs,	
	Veuves,	9		Veuves,	
		122	T. 1291		

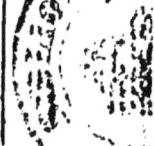

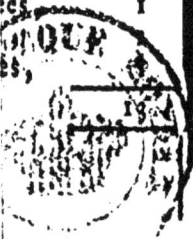

s,	2			181			
	3						
ns,	1						
	2	32					
t,	0						
es,	6						
	1						
s,	1			199			
	11						
ns,	5						
	5						
,	4						
es,	3						
	0						
	1			199			
s,	1						
	18						
ns,	4				573	570	
	4						
	4						
,	4						
es,	5						
	0			206			
es,	0						
	17						
ns,	3						
	1						
s,	5	45					
es,	5						
	0						
	1			168			
s,	1						
	15						
ns,	3						
	5						
s,	1						
les,	1						
es,							
	13	Tot. 157		* 196	T. 2160	T. 2160	

Hommes,	118	} 259	
Femmes,	141		

287

Hommes,	134	} 278	
Femmes,	144		

Hommes,	121	} 259	
Femmes,	138		

829

Hommes,	134	} 292	
Femmes,	158		

829

Hommes,	129	} 270*	
Femmes,	141		

T. 3428

T. 1166

TABLEAU

DES VARIÉTÉS

DE LA VIE HUMAINE;

Avec les hafards des différens états & conditions.

MONSIEUR DE PARCIEUX, en fuppofant 100,000 morts dans l'efpace d'un fiecle, a voulu favoir combien il y en avoit de chaque âge & de chaque fexe. J'ai porté la curiofité plus loin ; j'ai voulu favoir de plus :

1°. Combien il y en avoit de chaque état & condition , dans chaque fepténaire , depuis le jour de la naiffance jufqu'à 105 ans, c'eft-à-dire, au-delà du fiecle.

2°. Quelles ont pu être les caufes les plus plaufibles de leur deftruction , dans les différens âgés & dans les différentes circonftances de la vie.

C'eft ce qui forme le fujet des deux tableaux fuivans.

V iv

Voici la maniere dont j'ai conduit mon opération dans le premier.

J'ai fuppofé :

1°. Que les 100,000 individus étoient nés le même jour.

2°. Que chaque état & condition en comprenoit un nombre à-peu-près égal.

3°. Que, quoiqu'il naiffe réellement plus de garçons que de filles, la différence n'étant que d'environ un dix-huitieme, elle étoit affez peu confidérable pour pouvoir être regardée comme nulle.

4°. Que, jufqu'à 15 ans, il n'y avoit, entre les individus, d'autre différence que celle du fexe, par rapport aux inconvéniens de la vie, parce que, quoique ces inconvéniens puiffent être abfolument différens en tous tems, dans chaque fexe & dans chaque état, confidérés féparément, ils font fi bien compenfés les uns par les autres, qu'ils font abfolument égaux dans l'enfance, confidérés en général.

Cela pofé, j'ai réduit les différens états

& conditions, qui partagent ou diftinguent la fociété, en vingt claffes dans l'ordre qui fuit :

1	2	3	4	5
Garçons.	Filles.	Mariés.	Mariées.	Veufs.

6	7	8	9
Veuves.	Célibataires.	Religieux.	Religieufes.

10	11	12	13
Gens-de-lettres.	Grands.	Riches.	Arts-libé-

14	15	16
ranx. Agriculteurs.	Négocians.	Arts-mécha-

17	18
niques. Métiers fédentaires.	Gens de peine.

19	20
Le Peuple.	Les Serviteurs.

Par ma troifieme fuppofition, ces vingt claffes fe trouvent réduites jufqu'à 15 ans, aux deux premieres, qui font celle des garçons & celle des filles. Chacune doit donc comprendre 50000 individus, dont j'examine la perte refpective dans l'efpace de 14 ans révolus.

En fuivant les tables de M. de Parcieux, il paroît que fur ces. . . . . . . 100000 Individus

il est mort avant un an, garçons. 16232
filles. 14378
faisant ensemble. 30610
c'est-à-dire, à-peu-près le tiers
du total. . . . . . & 1854
garçons de plus que de filles.

Par cet excès de perte du côté des garçons, le nombre d'individus devient donc
à-peu-près égal dans les deux sexes, avant
un an. La tenacité de la vie est donc
alors moins grande, dans les garçons que
dans les filles.

PREMIERE ÉPOQUE. De la premiere à la
septieme année révolue, il est mort. . . .
gatçons. 10177
filles. 10196
ce qui fait pour la premiere
année du côté des garçons. . . . 1453
& pour chacune des six autres
années. 1454
du côté des filles, pour chacune
des trois premieres années. . . 1456
& pour chacune des quatre dernieres. 1457

en tout. 20373

par conséquent avec la perte précédente plus de la moitié du total &.   19
filles de plus que de garçons.
La tenacité de la vie est donc
moins grande, à cette époque,
dans les filles que dans les
garçons.

IIᵉ. ÉPOQUE. De la huitieme
à la quatorzieme année révolue,
il est mort. . . . garçons. . . .   2079
filles.   1990
ce qui fait du côté des garçons,
pour chacune des sept années. . .   297
du côté des filles, pour chacune
des cinq premieres années. . . .   284
& pour chacune des deux dernieres années.   285
en tout.   4069
par conséquent 55052 sur le total. . . . . . . &   89
garçons de plus que de filles.
La tenacité de la vie est donc
moins grande, à cette époque,
dans les garçons que dans les
filles.

Il y a ici plusieurs remarques importantes
à faire, que je réserve pour un autre tems.
Il suffit d'observer pour le moment que la
perte réunie des 14 années précédentes forme
un total de. 55052
que par conséquent il ne reste
que. 44948
que je partage entre les 18 classes
suivantes, dont chacune com-
prendra. . . . . : $2497\frac{1}{18}$ de reste
dont je vais suivre les événe-
mens dans un autre ordre.

A cette époque, tout change dans l'état
de l'homme ; la classe des garçons & des
filles se détruit insensiblement, en passant
successivement dans les autres ; c'est pourquoi
ces deux classes sont réputées dès ce moment nulles, & ne seront considérées dans
la suite que comme un résultat des 18 autres, dans lesquelles elles doivent être re-
parties, & sur lesquelles je ferai une retenue
proportionnée au nombre des garçons & des
filles qu'on pourra estimer n'avoir pas pris
parti : de sorte que ces deux premieres classes
seront formées des retenues faites sur les

autres, & la perte totale de chaque année
fera repartie fur les 20 claffes, à raifon des
rifques de chacune.

Quoique le changement foit d'abord beaucoup plus fenfible dans la claffe des filles,
& que les rifques paroiffent plus multipliés
& plus grands de leur côté, par les fuites
des peines domeftiques; de la groffeffe, de
l'accouchement, des foins & de la nourriture des enfans, que du côté des garçons,
puifque, de 12 à 15 ans, on marie dans
les villes un affez grand nombre de filles,
tandis que les garçons vivent en liberté, la
perte eft cependant beaucoup plus confidérable dans la claffe des garçons que dans celle
des filles. Cette différence eft d'autant plus
étonnante, que la puberté a beaucoup plus
de rifques pour les filles que pour les garçons. Elle fuppofe donc quelque autre caufe
qui mérite attention, & fur laquelle je vais
diriger mes calculs, pour en tirer des conféquences utiles.

IIIe. Époque. De 15 à 21 ans
révolus, il eft mort... garçons. 1431

filles. 1347

ce qui fait, du côté des garçons,
pour chacune des quatre premieres
années. 204

& pour chacune des trois dernieres. 205

du côté des filles, pour chacune
des quatre premieres années. . . 192

& pour chacune des trois dernieres. 193

en tout. 2778

par conséquent 57830 sur le
total. . . . . &. 84

garçons de plus que de filles. La
tenacité de la vie est donc encore
moins grande, à cette époque,
dans les garçons que dans les
filles.

Si le mariage comportoit autant de risques
qu'on le croit, la perte des filles devroit être
plus considérable que celle des garçons, &
il arrive précisément le contraire; donc les
risques de la puberté & du mariage ne font
pas, pour les filles, aussi grands qu'on le
pense; ou, s'ils font aussi réels & aussi grands

qu'on le prétend & que je le crois, il faut
qu'il y ait quelque caufe plus puiffante, qui
attaque le principe vital dans les garçons,
ou qu'ils courent plus de rifques, ce que je
crois auffi.

Les garçons auront encore plus de rifques
à courir dans la fuite, puifqu'ils ajouteront à
ceux qui leur font particuliers, ceux de l'état
qu'ils prendront. Je fuis donc fondé à faire une
retenue fur les autres claffes, pour balancer
cet excès de perte, & établir une proportion de la perte d'une claffe à l'autre.

En conféquence, je prends le
total de la perte de 15 à 21 ans,
qui eft de. 2778

Ce nombre, divifé par 18,
donne pour chaque claffe. . . . . 154 $^{\text{& 6 de}}_{\text{refte.}}$

Je prends les 6 reftans de la
divifion, & 14 fur les 154 de
chacune des 18 claffes. . . . . .
refte pour chacune. 140
& je trouve une retenue de. . . 258
que je joins aux. 140

de la claſſe des mariés , & aux 140
de la claſſe des mariées , qui
donnent un total de. 538

Conſidérant enſuite qu'à cette époque la
claſſe des garçons & des filles eſt infiniment
plus nombreuſe que celle des mariés & des
mariées ; que les riſques des mariés ſont preſque nuls , & ceux des mariées très-peu con-
ſidérables , je réduis les 140 de la claſſe des
mariés à 99, & je fixe leur perte à 41. Je
réduis auſſi les 140 des mariées à 83, & je
fixe leur perte à 57 , & je retiens ſur le total de 538 , 260 pour la claſſe des garçons,
& 180 pour celle des filles, à raiſon du nombre & des riſques reſpectifs.

Par-là , le total de. 538
reparti ſur les ſept années entre
les quatre premieres claſſes ,
donne dans la claſſe des garçons,
pour chacune des ſix premieres
années. 37
& pour la derniere. 38
dans celle des filles, pour chacune
des deux premieres années. 25

&

& pour chacune des cinq autres... 26

dans celle des mariés , pour la première année. 5

& pour chacune des six autres . . . 6

dans celle des mariées , pour chacune des six premieres années. . . 8

& pour la derniere. 9

En comparant ces calculs & ceux qui vont suivre , on verra que les risques sont compensés les uns par les autres , & on sentira les raisons de la différence de la perte respective d'une classe à l'autre.

Les risques des veufs & des veuves étant encore moins grands à cette époque, que ceux des mariés & des mariées , je n'ai conservé sur les 140 de la classe des veufs que 35 , à raison de 5 pour chaque année, & 39 sur les 140 de la classe des veuves, à raison de 5 pour chacune des trois premieres années , & de 6 pour chacune des quatre autres , & j'ai porté le restant de l'une & de l'autre classe, montant à 206 , sur celle des célibataires, qui risquent d'autant plus, qu'ils sont dans la plus grande effervescence des passions.

En faisant la même opération sur la claſſe des religieux & sur celle des religieuſes, qui riſquent peu à cette époque, parce qu'on ne reçoit en religion que des gens bien conſtitués & bien portans, je ne conſerve sur les 140 de chacune de ces deux claſſes, que 34 dans l'une & 38 dans l'autre, à raiſon de 4 pour la premiere année, & de 5 pour chacune des ſix dernieres dans la claſſe des religieux; de 5 pour chacune des quatre premieres années, & de 6 pour chacune des trois dernieres, dans celle des religieuſes; & je porte le reſte de ces deux claſſes, montant enſemble à 208, ſur les 140 de la claſſe des gens de lettres, qui ſont très-nombreux, & qui riſquent plus à cette époque, que dans toute autre; & ces deux nombres réunis donnent 49 pour chacune des deux premieres années, & 50 pour chacune des cinq dernieres.

Je n'ai rien changé dans la claſſe des grands & des riches, parce qu'ils riſquent d'autant plus, qu'ils ont, pour tous les excès, plus de moyens, plus d'occaſions & plus de liberté qu'ils ne devroient en avoir dans la jeuneſſe.

C'eſt pourquoi leur perte reſpective qui eſt de 140, repartie ſur les ſept années, donne 20 pour chaque année.

Les arts libéraux, l'agriculture, le commerce & la plupart des arts mécaniques, ſuppoſent une certaine aiſance, & exigent une juſte proportion de travail, de mouvement & d'occupations variées, qui réuniſſent les plus grands avantages pour la ſanté. Mais comme les apprentiſſages ſont fort durs, & que les ſous-ordres, qui font la majeure partie de ces états, en ſupportent preſque tout le poids & tous les riſques, j'ai réduit les 140 de la perte de chacune de ces quatre claſſes, à 11 pour chacune des deux premieres années, & à 12 pour chacune des cinq dernieres, ce qui donne 82, & j'ai porté les 58 reſtans ſur les quatre claſſes ſuivantes des métiers ſédentaires, de gens de peine, du peuple & des ſerviteurs, qui, par-là, montent chacune à 198 pour les ſept années, à raiſon de 28 pour chacune des cinq premieres années, & de 29 pour chacune des deux autres.

X ij

IVᵉ. ÉPOQUE. De 22 à 28 ans révolus, il eſt mort... garçons... 2049
filles. 1213
ce qui fait du côté des garçons, pour chacune des deux premieres années. 292
& pour chacune des cinq der-
nieres. 293
du côté des filles, pour chacune des cinq premieres années. 173
& pour chacune des deux der-
nieres. 174
en tout. 3262
par conſéquent 61092 ſur le to-
tal. . . . . & 836
garçons de plus que de filles, dans cette époque. En conſéquence, je prends le total de la perte de 22 à 28 ans, qui eſt de 3262
ce nombre, diviſé par 18, donne pour chacune des 18 claſſes. . . . 181 ᵉᵗ ⁴ de reſte.
Je prends les 4 reſtans de la divi-
ſion, & 41 ſur les 181 de cha-
cune des 18 claſſes, reſte pour chacune. 140

& j'ai une retenue de........ 742
que je partage entre la claſſe des
garçons & celle des filles, à
raiſon de 435 pour celle des
garçons, & de 307 pour celle
des filles ; ce qui fait, du côté
des garçons, pour les ſix premieres années................. 62
& pour la derniere,.......... 63
du côté des filles, pour la premiere année................. 43
& pour chacune des ſix dernieres. 44

Il réſulte de-là, qu'après la puberté, la
perte des garçons eſt encore plus grande que
celle des filles, malgré la délicateſſe de leur
conſtitution, les incommodités & les riſques
attachés à leur ſexe. Cependant, comme elles
riſquent réellement plus dans l'état du mariage, abſtraction faite de toute autre circonſtance, je fais des 140 reſtans à chacune des 18 claſſes, & qui donnent 20 pour
chacune des ſept années, une répartition proportionnée aux riſques de chacune des claſſes,

C'eſt à raiſon de ces riſques que je retiens 2 par chaque année ſur la claſſe des mariés, pour les porter ſur celle des mariées : par conſéquent, celle-ci doit être de 22 par chaque année, & l'autre de 18.

Les veufs & les veuves étant expoſés aux mêmes peines domeſtiques, & peut-être à de plus grandes que les mariés & les mariées, ſans être expoſés aux mêmes riſques, puiſqu'ils ſont à l'abri de ceux du mariage, j'ai retranché 56 ſur les 140 de ces deux claſſes, à raiſon de 5 ſur l'une, & de 3 ſur l'autre, par chaque année, pour les porter ſur celle des célibataires, dont les riſques augmentent à meſure qu'ils avancent ; par conſéquent leur claſſe doit être de 28 pour chaque année, celle des veufs de 15, & celle des veuves de 17.

On remarque qu'il périt beaucoup plus de religieux & de religieuſes, ſur-tout de maladies de poitrine, après quelques années de profeſſion, qu'à tout autre âge, & que la perte eſt plus grande du côté des religieuſes ; c'eſt pourquoi, ſur les 20 qui leur reſtent de

140 de leur claſſe, je réduis leur perte à 14 par chaque année, & celle des religieux à 12, & je porte les 56 reſtans de cette claſſe & les 42 de l'autre ſur la claſſe des gens de lettres, qui perdent des mêmes maladies, encore plus qu'on ne perd dans le cloître ; ainſi, leur claſſe doit être de 34 par chaque année, tandis que celle des religieux n'eſt que de 12, & celle des religieuſes de 14.

Les riſques des grands augmentent à cette époque, dans la même proportion que ceux des riches diminuent. Ceux-ci, ayant rempli leurs vues d'ambition, n'ont guere à redouter que les excès des plaiſirs. Ceux-là courent les mêmes riſques, &, de plus, ceux du ſort des armes, de la rivalité de la gloire, des honneurs & des diſtinctions ; c'eſt pourquoi je porte ſur leur claſſe les cinq que je retiens par chaque année ſur celle des riches, qui, par conſéquent, ne doit être que de 15, tandis que celle des grands eſt de 25.

Je retiens auſſi, par chaque année, le cinquieme des quatre claſſes des arts libéraux, des agriculteurs, des commerçans & des arts mécaniques , pour le porter fur les quatre claffes fuivantes , dont les rifques augmentent encore plus que ceux des quatre premieres, qui cependant expofent à de grandes révolutions , par l'importance des entreprifes & des événemens qui les accompagnent. La perte des uns doit donc être de 16 pour chaque année , & celle des autres de 24.

V^e. ÉPOQUE. De 29 à 35 ans révolus , il eft mort......
garçons. 2049
filles. 1496
ce qui fait , du côté des garçons, pour chacune des deux premieres années. 292
& pour chacune des cinq dernieres.................... 293
du côté des filles , pour chacune des deux premieres années..... 213
& pour chacune des cinq dernieres. 214
en tout. 3545
par conféquent , 64637 fur le total.................. & 553

garçons de plus que de filles, dans cette époque.

Je prends le total de la perte de 29 à 35, qui eſt de. 3545

Ce nombre, diviſé par 18, donne pour chacune des 18 claſſes. .... 196 & 17 de reſte.

Je prends les 17 reſtans de la diviſion, & 21 ſur les 196 de chacune des 18 claſſes, reſte pour chacune. 175
& j'ai une retenue de. 395
que je partage entre la claſſe des garçons & celle des filles, à raiſon de 196 pour celle des garçons, & de 199 pour celle des filles, ce qui fait, du côté des garçons, pour chacune des ſept années. 28
du côté des filles, pour chacune des quatre premieres années..... 28
& pour chacune des trois der-nieres. 29

Dans cette repartition, je mets le déſa-

vantage du côté des filles, à raifon des rifques du mariage qui font involontaires, pour
faire comprendre qu'à cette époque l'excès
de la perte des garçons tient à l'inconduite
qui eft volontaire, & que d'ailleurs cet excès
de perte, au lieu d'être borné à ceux qui reftent garçons, doit être reparti fur toutes les
claffes des hommes, dont les rifques fe multiplient à l'infini, fur-tout dans celle des célibataires, fur laquelle nous portons l'excès
de la perte.

Les hafards de tous les autres états étant
à-peu-près les mêmes dans cette époque, que
dans la précédente, la repartition de la perte
des autres claffes doit être auffi la même,
d'autant que la proportion dans les deux premieres claffes fe trouve affez exacte.

VIe. ÉPOQUE. De 36 à 42
ans révolus, il eft mort. . . . . .
garçons. 2049
filles. 1467
ce qui fait, du côté des garçons,
pour chacune des deux premieres
années. 292

& pour chacune des cinq der‑
nieres 293
du côté des filles , pour chacune
des trois premieres années. 209
& pour chacune des quatre der‑
nieres. 210
en tout. 3516
par conféquent 68153 fur le to‑
tal. . . . . & 582
garçons de plus que de filles dans
cette époque.

Je prends le total de la perte
de 36 à 42 ans , qui eſt de. . . 3516

Ce nombre , diviſé par 18 ,
donne , pour chacune des 18
claſſes. . . . . 195 & 6 de reſte.

Je prends les 6 reſtans dé la di‑
viſion, & 22 fur les 195 de cha‑
cune des 14 premieres claſſes
feulement , parce que la claſſe
des garçons & des filles doit
diminuer en proportion de l'aug‑
mentation des autres ; reſte pour
chacune de ces 14 claſſes. 173

& j'ai une retenue de......... 314

que je partage entre la claſſe des garçons & celle des filles, à raiſon de 163 pour celle des garçons, & de 151 pour celle des filles, ce qui fait, du côté des garçons, pour chacune des cinq premieres années............ 23

& pour chacune des deux dernieres............... 24

Du côté des filles, pour chacune des trois premieres années..... 21

& pour chacune des quatre dernieres.................. 22

Les riſques de chaque claſſe étant différens, parce que les paſſions commencent à ſe modérer, à cette époque, dans les gens raiſonnables, & qu'on revient des erreurs de la jeuneſſe, j'ai tranſporté des 173 qui reſtent à chaque claſſe, plus ou moins d'une claſſe à l'autre, à raiſon de ces riſques, en réduiſant l'une pour augmenter l'autre. C'eſt

pourquoi la claſſe des mariés eſt ,
pour chacune des cinq premieres
années ; de 24
& , pour chacune des deux au-
tres , de 25
tandis que celle des mariées eſt ,
pour chacune des trois premieres
années , de 26
& , pour chacune des quatre dernieres , de 27
celle des veufs , pour chacune des
cinq premieres années , de 24
& , pour chacune des deux der-
nieres , de 25

Les grands & les riches , ſé-
duits par l'ambition , ſont encore , à cette époque , dans le
fort , les uns de leurs paſſions ,
les autres de leurs entrepriſes ,
qui leur cauſent ſouvent bien des
revers qui empoiſonnent leur vie ;
c'eſt pourquoi je fixe la perte des
grands , pour chacune des trois
premieres années , à 27
& pour chacune des quatre der-

nieres, à................ 28

celle des riches , pour chacune
des sept années , à.......... 26

Les chefs dans les arts libéraux , l'agriculture, le commerce & les arts mécaniques , sont ordinairement des gens sages,
qui , à cette époque , commencent à jouir
du fruit de leurs travaux & des douceurs de
la vie ; c'est pourquoi j'ai retenu 12 dans ces
quatre classes sur 173 , ainsi que sur celle des
mariés , veufs ; religieux, gens de lettres,
formant un total de 82 , dont j'ai fait la repartition , à raison des risques respectifs,
entre les mariées , les veuves , les célibataires, les religieuses, les grands & les riches.

Je ne change rien dans les
quatre dernieres classes , qui se
trouvent portées, pour la premiere année, à............. 27
& pour chacune des six autres,
à. 28
à raison de leurs risques , qui
sont peu différens de ceux de
l'époque précédente.

VIIe. ÉPOQUE. De 43 à 49
ans révolus, il eſt mort......
garçons....................... 2049
filles......................... 1509
ce qui fait, du côté des garçons,
pour chacune des deux premieres
années..................... 292
& pour chacune des cinq dernieres..................... 293
du côté des filles, pour chacune
des trois premieres années..... 215
& pour chacune des quatre dernieres..................... 216
en tout..................... 3558
par conféquent 71711 ſur le total............ &......... 540
garçons de plus qne de filles,
dans cette époque.

Je prends le total de la perte
de 43 à 49 ans, qui eſt de.... 3558
ce nombre, diviſé par 18, donne
pour chacune des 18 claſſes... 197 ^{& 12 de}/_{reſte.}

Je prends les 12 reſtans de la
diviſion, & 18 ſur les 197 de
chacúne des 18 claſſes, reſte

pour chacune. 180

& j'ai une retenue de 306

que je partage entre la claſſe des
garçons & celle des filles , à raiſon
de 164 pour celle des garçons ,
& de 152 pour celle des filles ;
ce qui fait , du côté des garçons ,
pour chacune des quatre pre-
mieres années. 23

& pour chacune des trois der-
nieres. 24

du côté des filles , pour chacune
des deux premieres années 21

& pour chacune des cinq der-
nieres. 22

En retenant 17 ſur les 197 de
chacune des 18 claſſes , je les
réduis à. 180

& je trouve, avec les 12 reſtans
de la diviſion , une retenue de... 318

que je partage entre la claſſe des
garçons & celle des filles, à raiſon
de 166 pour la claſſe des garçons,
& de 152 pour celle des filles.
Comme la repartition de ces deux

nombres

nombres fe trouve la même que
ci-deffus, à deux près de trop,
dans la claffe des garçons, je
les porte fur la claffe des veufs ;
par-là, elle refte à 164, & donne,
pour chacune des quatre premieres
années. 23
& pour chacune des trois der-
nieres. 24
celle des filles à 152, & donne,
pour chacune des deux premieres
années. 21
& pour chacune des cinq autres. 22

A cet âge, la claffe des garçons & des filles devant être confidérée comme très-peu nombreufe, il eft évident que leur perte devroit être
moins confidérable ; cependant celle des garçons & des hommes l'eft encore plus que celle
des filles & des femmes, ce qui ne devroit pas
être, puifque les femmes approchent de leur
tems critique. Cette différence ne peut donc
venir que de ce qu'elles font fujettes à des
maladies plus graves lorfqu'elles font moins
d'enfans, plus encore lorfqu'elles n'en font
point, & démontre la fauffeté du préjugé où

Y

l'on eft , qu'à la ceffation des regles, il périt autant de femmes qu'il périt d'hommes dans les combats. Je crois au contraire que cette différence vient encore des hafards antérieurs, des peines domeftiques , & des efforts qu'il faut faire dans le monde pour prévenir les malheurs de la vieilleffe , qui font périr plus d'hommes que de femmes , fans cependant exclure la ceffation des regles du nombre des rifques que celles-ci courent à cet âge ; parce qu'ils font très-réels, quoiqu'ils ne foient pas auffi extrêmes qu'on le prétend.

C'eft pourquoi, fur les. . . . 180 qui reftent à chacune des 18 claffes , je retranche de l'une pour porter fur l'autre. Ainfi , je retiens 4 fur celle des mariées , pour les ajouter à celle des ma- riés, qui, par conféquent, doit monter, pour chacune des cinq premieres années, à. . . . . . . 26 & pour chacune des deux autres, à. 27

Je retiens auffi , comme je viens de le dire, 2 fur la claffe

des garçons , & 1 fur celle des
veuves , pour les porter fur celle
des veufs ; celle - ci doit donc
être , pour chacune des fix premieres années , de.   26
& pour la derniere, de.   27
tandis que celle des veuves n'eſt ,
pour chacune des trois premieres
aunées , que de.   25
& pour chacune des quatre der—
nieres , de.   26

Je prends 4 fur la claſſe des
religieux & des religieuſes , pour
les porter fur celle des célibataires & des gens de lettres.
Ainſi , ces deux dernieres claſſes
doivent être , pour chacune des
cinq premieres années , de. . .   26
& pour chacune des deux autres ,
de.   27
tandis que celle des religieux &
religieuſes n'eſt que de.   25
pour chacune des fix premieres
années , & pour la derniere , .
de.   26

Je fixe la perte des grands &
des riches à.   25

pour chacune des deux premieres
années, & à.   26

pour chacune des cinq autres,
parce qu'ils font alors dans des
jouiſſances pernicieuſes.

Je fixe auſſi la perte des quatre
claſſes aiſées des arts libéraux,
des agriculteurs, du commerce
& des arts mécaniques, pour la
premiere année, à.   24
& pour chacune des ſix autres, à.   25
parce que, parvenus à cet âge,
ils ont ordinairement une aiſance
qui contribue aux douceurs de la
vie, & je porte le ſurplus ſur les
quatre claſſes ſuivantes, dont les
trois premieres années ſont de...   26
& les quatre autres de.   27

VIIIe. ÉPOQUE. De 50 à 56
ans révolus, il eſt mort. . . . .
garçons. 2049
filles. 2135

ce qui fait, du côté des garçons,
pour chacune des deux premieres
années. 292
& pour chacune des cinq dernieres. 293
du côté des filles, pour chacune
des fept années. 305
en tout. 4184
par conféquent 75895 fur le total. . . . . & 86
filles de plus que de garçons,
dans cette époque.

On voit ici que la chance tourne, & que
la fcene change abfolument au défavantage
des femmes ; c'eft pourquoi, en fuivant mon
opération dans le même ordre, on n'y verra
pas d'autre différence, que celle qu'exige la
repartition de la perte générale, qui doit être
plus forte du côté des femmes, que du côté
des hommes, fous tel afpect qu'on les confidere ; c'eft-à-dire, comme filles, mariées,
veuves, ou religieufes.

En conféquence, je prends le
total de la perte de 50 à 56 ans,

qui eſt de. 4184

Ce nombre , diviſé par 18 , donne pour chacune des 18 claſſes. 232 & 8 de reſte.

Je prends 17 ſur les 232 de chacune des 18 claſſes , reſte pour chacune. 215

& j'ai une retenue de. . . . . . 306 que je partage entre la claſſe des garçons & des filles , à raiſon de 150 pour celle des garçons , & de 156 pour celle des filles.

Quoique l'excès de la perte ſe trouve ici du côté des filles , on ne peut ſe diſſimuler que les riſques du ſexe ne ſoient ſi grands & ſi évidens à cette époque , que cet excès ne ſuffit pas pour compenſer ces riſques. C'eſt pourquoi j'ajoute à la claſſe des filles les 8 reſtans de la diviſion , & 6 que je prends en partie ſur celle des riches , des mariés & des veufs ; par—là , leur claſſe ſe trouve por- tée à 170 , & doit monter, pour chacune des cinq premieres années, à . . . 24

& pour les deux dernieres, à. . . 25 celle des garçons , pour chacune des quatre premieres années , à... 21

& pour chacune des trois dernieres , à 22

Je retiens aussi 4. dans la classe
des mariés & des veufs , pour
les porter sur celle des mariées
& des veuves ; ainsi , leur classe
doit monter , pour chacune des
sept années , à 31
tandis que celle des mariés & des
veufs , n'est , pour chacune des
six premieres années , que de. . . 30
& pour la derniere , de . . . . . 31.

La fougue des passions étant
passée , les risques des célibataires n'augmentent pas , mais ils se
sentent de ceux du tems passé : c'est
pourquoi je ne change rien à leur
perte , qui est , pour chacune des
deux premières années , de. 30
& pour chacune des cinq autres ,
de. 31

Je retiens 14 sur celle des religieux , pour les porter sur celle

des religieuses, qui risquent beaucoup plus à cette époque , que
les femmes qui ont été mariées ;
aussi leur perte est-elle de   32
pour chacune des deux premieres
années , & de.   33
pour chacune des cinq autres , &
celle des religieux est réduite à.   28
pour chacune des deux premieres
années , & à. . . . . ,   29
pour chacune des cinq autres....

Les gens de lettres, qui ont été
épuisés par des veilles & des travaux, risquent plus que les grands
& les riches , qui commencent
à se ménager ; c'est pourquoi je
retiens encore 2 sur leur classe ,
pour les porter sur celle des gens
de lettres , qui , par-là , monte
à.   31
pour chacune des sept années ,
tandis que celle des grands &
des riches reste à. . . . . . ,   30
pour chacune des quatre premieres

années, & à. 31
pour chacune des trois autres.

Par cette même raison, je retiens par chaque année 1 sur chacune des quatre claffes aifées,
pour le porter fur les quatre dernieres, qui doivent être de. . . . 31
pour chacune des deux premieres
années, & de. 32
pour chacune des cinq dernieres,
& les autres de. 29
pour chacune des deux premieres
années, & de. 30
pour chacune des cinq dernieres.

Pour évirer des répétitions auffi ennuyeufes,
je préviens le lecteur que je continuerai la
divifion dans le même ordre, fans l'expliquer, en portant l'excès de la perte du côté
des femmes, parce qu'en effet à 50 ans elle
commence à être très-rapide, & le devient
toujours plus à mefure qu'elles avancent en
âge.

IX⁰. ÉPOQUE. De 57 à 63
ans révolus, il eft mort. . . . .

garçons. 2049

filles. 2960

ce qui fait, du côté des garçons,
pour chacune des deux premieres
années. 292

& pour chacune des cinq dernieres. 293

du côté des filles, pour la premiere année. 422

& pour chacune des six autres. 423

en tout. 5009

par conséquent 80904 sur le total. . . . . & 911

filles de plus que de garçons,
dans cette époque.

Le total de la perte de 57 à
63 ans, divisé comme ci-dessus,
donne, pour chacune des 18
classes. . . . . 278 & 5 de reste,

qui, repartis aussi de même,
donnent dans la classe des garçons, pour chacune des sept années. 23

dans celle des filles, pour chacune des six premieres années. 23

ches, pour chacune des sept an-
nées.   36

dans les quatre claſſes aiſées,
pour chacune des six premieres
années.   36

& pour la derniere.   37

dans les quatre claſſes ſuivantes,
pour chacune des six premieres
années.   38

& pour la derniere.   39

Xᵉ. ÉPOQUE. De 64 à 70 ans
révolus, il eſt mort . . . .

garçons.   2049

filles.   3921

ce qui fait, du côté des garçons,
pour chacune des deux premieres
années.   292

& pour chacune des cinq der-
nieres.   293

du côté des filles, pour chacune
des six premieres années.   560

& pour la derniere.   561

en tout.   5970

par conféquent 86874 ſur le to-
tal, &.   1872

filles de plus que de garçons, dans cette époque.

Le total de la perte de 64 à 70 ans , divisé par 18 , donne pour chacune des 18 claſſes... 331 & 12 de reſte.

Je prends 17 ſur les 331 de chacune de 18 claſſes , reſte pour chacune. 314
& j'ai une retenue de. 306
que je partage entre la claſſe des garçons & celle des filles , à raiſon de 151 pour celle des garçons , & de 167 pour celle des filles , à laquelle j'ajoute les 12 reſtans de la diviſion , qui , avec les autres retenues , donnent dans la claſſe de celles-ci , pour la premiere année. . . . . . . , . 23
& pour chacune des ſix autres. 24
dans la claſſe des garçons, pour chacune des trois premieres années. 21
& pour chacune des quatre dernieres. 22

dans celle des mariés & des veufs,
pour la premiere année. 43
& pour chacune des six dernieres. 44
dans celle des mariées, des veuves & des religieuses, pour la
premiere année. 48
& pour chacune des six dernieres. 49
dans celle des célibataires, religieux, gens de lettres, grands
& riches, pour la premiere année. 42
& pour chacune des six autres. 43
dans celle des quatre classes aisées, pour la premiere année. . . 43
& pour chacune des six autres. 44
dans les quatre dernieres classes,
pour la premiere année. . . . 45
& pour chacune des six autres. 46
   XIᵉ ÉPOQUE. De 71 à 77
ans révolus, il est mort. . . .
garçons. 2049
filles. 4138
ce qui fait, du côté des garçons,

pour chacune des deux premieres

années. 292

& pour chacune des cinq der-

nieres. 293

du côté des filles, pour chacune

des six premieres années. . . . 591

& pour la derniere. 592

en tout. 6187

par conséquent 93061 sur le to-

tal. . . . . &. 2089

filles de plus que de garçons,

dans cette époque.

Le total de la perte de 71 à

77 ans, divisé par 18, donne

pour chacune des 18 classes. . . 354 & 5 de reste.

Je prends 17 sur les 354

de chacune des 18 classes, reste

pour chacune 337

& j'ai une retenue de. 306

que je partage entre la classe

des garçons & celle des filles,

à raison de 151 pour celle des

garçons, & de 168 pour celle des

filles ; ce qui fait , du côté des

garçons, pour chacune des trois
premieres années. 21
& pour chacune des quatre dernieres. 22
du côté des filles, pour chacune
des sept années. 24

En faisant ici, sur les 337 qui
restent à chacune des 18 classes,
la même opération & la même
application, que dans les deux
époques précédentes, on sent
qu'il ne doit pas y avoir, dans
la repartition de la perte générale,
d'autre différence que celle que
l'excès de la perte doit y mettre
du côté des femmes ; que, par
conséquent, la classe des mariés
& des veufs doit être de. . . . 45
pour chacune des trois premieres
années, & de. 46
pour chacune des quatre dernieres.

Celle des mariées, veuves &
religieuses, de. 50

pour

pour chacune des trois premieres
années , & de   51
pour chacune des quatre dernieres.

Celle des célibataires, des religieux, des gens de lettres , des
grands & des riches, de. . . .   44
pour chacune des trois premieres
années , & de.   45
pour chacune des quatre dernieres.

Les quatre claſſes aiſées , de...   45
pour chacune des trois premieres
années , & de.   46
pour chacune des quatre dernieres.

Les quatre ſuivantes, de. . . .   47
pour chacune des trois premieres
années , & de.   48
pour chacune des quatre autres.

XIIᵉ. ÉPOQUE. De 78 à 84
ans révolus, il eſt mort, garçons. 2049
filles. 2325
ce qui fait , du côté des garçons , pour chacune des deux

Z

premieres années. 292

& pour chacune des cinq dernieres. 293

du côté des filles, pour chacune
des six premieres années. . . . 332

& pour la derniere. 333

en tout. 4374

par conséquent 97435 sur le total , & 276

filles de plus que de garçons,
dans cette époque.

Le total de la perte de 78 à 84
ans, divisé par 18 , donne pour
chacune des 18 classes. 243

Je prends 18 sur les 243 de
chacune des 18 classes, reste pour
chacune. 225

& j'ai une retenue de. 324

que je partage entre la classe des
garçons & celle des filles, à raison de 152 pour celle des garçons, & de 172 pour celle des
filles, à laquelle j'ajoute 10 pris
sur la classe des garçons, parce

qu'il n'y a point de refte de la divifion ; ce qui fait, du côté des
garçons, pour chacune des deux
premieres années. 21
& pour chacune des cinq dernieres. 22
du côté des filles, pour chacune
des trois premieres. années. . . . 24
& pour chacune des quatre dernieres. 25

Maintenant , en opérant ,
comme ci-deffus , fur les 225
qui reftent à chacune des 18
claffes, il eft aifé de comprendre
que celle des mariés & celle des
veufs doivent être de. 31
pour chacune des fix premieres
années, & de. 32
pour la derniere.

Celle des mariées , des veuves
& des religieufes, de. 36
pour chacune des fix premieres
années, & de. 37
pour la derniere.

Celle des célibataires, des religieux, des gens de lettres, des
grands & des riches ; de..... 30
pour chacune des six premieres
années, & de........... 31
pour la derniere.

Les quatre classes aisées, de... 31
pour chacune des six premieres
années, & de........... 32
pour la derniere.

Les quatre suivantes, de..... 33
pour chacune des six premieres
années., & de.......... 34
pour la derniere.

Après cette époque, il n'y a plus dans
l'homme, considéré physiquement, de dis-
tinction d'état, de condition, ni d'autre classe
que celle des sexes, compris dans celle des veufs
& des veuves, à peine susceptibles d'être
distingués, que par la différence des infirmités. A cet âge, tout se rapproche, tout
se détruit, tout se confond : l'homme n'est
plus qu'une frêle machine, qui ne se soutient que par les faveurs de la nature ; dont

on ne peut guere se flatter après cette époque.

Ce tableau, tout affligeant qu'il est, offre cependant un assez grand nombre d'individus qui ont joui de cette faveur, qu'on ne doit pas regarder comme l'attribut, ni l'apanage de la force, puisqu'elle est plus commune parmi les femmes que parmi les hommes, comme on va le voir, quoique leur perte augmente encore à cette époque.

XIIIᵉ. ÉPOQUE. De 85 à 91 ans révolus, il est mort.....
garçons. 685
filles. 1111
ce qui fait, du côté des garçons.   97
pour la premiere année, & . . .   98
pour chacune des six autres.

Du côté des filles. 158
pour chacune des deux premieres
années, &. 159
pour chacune des cinq autres....

En tout. 1796

Par conféquent 99231 fur le

total. . . . &. 426

filles de plus que de garçons...

XIVᵉ. Époque. De 92 à 98 ans révolus, il eſt mort. . . . .

garçons. 204

filles. 350

ce qui fait, du côté des garçons, pour chacune des ſix premieres

années. 29

& pour la derniere. 30

Du côté des filles, pour chacune des ſept années. 59

En tout. 554

Par conféquent 99735 ſur le total, &. 146

filles de plus que de garçons.

XVᵉ. Époque. Au‑delà du ſiecle, ou de 99 à 105 ans révolus, il eſt mort.... garçons.... 76

filles. 139

Ce qui fait, du côté des garçons, pour la premiere année... 10

& pour chacune des ſix autres.... 11

Du côté des filles , pour la premiere année. 19
& pour chacune des fix autres. 20
en tout. 215
&. 63
filles de plus que de garçons ;
ce qui fait le complément du
total , qui eft de. 100000

Je pourrois ajouter ici un grand nombre de réflexions utiles ; mais je me borne à celles qui font effentielles à mon fujet. Il réfulte donc de ce tableau :

1°. Que la *Vitalité*, c'eft-à-dire , l'action ou l'exercice de la vie , eft plus grand dans les hommes que dans les femmes , & qu'au contraire la *tenacité* de la vie eft plus grande dans les femmes que dans les hommes , puifque dans l'âge de la vitalité , de la force & de la vigueur , c'eft-à-dire , depuis la naiffance , jufqu'après 50 ans, il meurt conftamment (les 29 filles du premier fepténaire ne font pas un objet fuffifant pour faire exception à cette regle) plus d'hommes que de femmes , indépendamment du nombre des

Z iv

naiffances; & que, quoique la perte des femmes foit très-rapide après 50 ans, le nombre en eft toujours au moins égal à celui des hommes, s'il n'eft pas fupérieur.

2°. Que les hommes contractent des maladies plus facilement, & qu'ils y réfiftent moins que les femmes, puifque, malgré la délicateffe de leur conftitution, les défavantages & les incommodités habituelles de leur fexe, les accidens de la puberté, de la groffeffe, de l'accouchement, de toutes les fuites de la maternité & de l'âge critique, il en meurt moins que d'hommes, dans le tems qu'elles y font le plus expofées.

3°. Que fi leur foibleffe les rend plus fufceptibles de maladies, elle fe prête auffi plus facilement à l'action des remedes & aux efforts de la nature; que, par conféquent, il eft plus avantageux pour les médecins de traiter des femmes que des hommes, & furtout des hommes robuftes.

4°. Que plus ceux-ci font forts & énergiques, plus ils ont de reffources pour fe préferver des maladies, mais qu'ils courent plus de rifques lorfqu'ils en font atteints ; que, par conféquent, ils doivent s'accoutumer infenfiblement à tout , pour ne pas en être affeétés , & que lorfqu'ils font atteints accidentellement , ils doivent plus compter fur les fecours de la nature que fur ceux de l'art.

5°. Que leur énergie étant un obftacle à l'aétion des remedes , c'eft une erreur monftrueufe de dire & de croire que le remede doit être proportionné pour la force, à celle du mal & du malade ; que , par conféquent , le triomphe de l'art eft dans le déclin de l'âge & dans la délicateffe de la conftitution, & celui de la nature dans la vigueur & dans la jeuneffe.

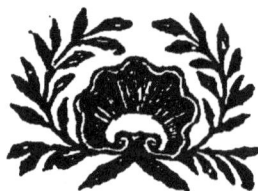

IO'RTS,		Garçons . .	Filles . . .	Mariés	Mariées . . .	Veufs	Veuves . . .	Célibataires . .	Religieux . . .	Religieuses . . .
ant 12 mois		16232	14378							
INÉES ,	1	1453	1456							
	2	1454	1456							
	3	1454	1456							
	4	1454	1457							
	5	1454	1457							
	6	1454	1457							
	7	1454	1457							
		10177	10196							
	8	297	284							
	9	297	284							
	10	297	284							
	11	297	284							
	12	297	284							
	13	297	285							
	14	297	285							

	10177	10196							
8	297	284							
9	297	284							
10	297	284							
11	297	284							
12	297	284							
13	297	285							
14	297	285							
	2079	1990							
15	37	25	5	8	5	5	49	4	5
16	37	25	6	8	5	5	49	5	5
17	37	26	6	8	5	5	49	5	5
18	37	26	6	8	5	6	49	5	5
19	37	26	6	8	5	6	50	5	6
20	37	26	6	8	5	6	50	5	6
21	38	26	6	9	5	6	50	5	6
	260	180	41	57	35	39	346	34	38
22	62	43	18	22	15	17	28	12	14
23	62	44	18	22	15	17	28	12	14
24	62	44	18	22	15	17	28	12	14
25	62	44	18	22	15	17	28	12	14
26	62	44	18	22	15	17	28	12	14
27	62	44	18	22	15	17	28	12	14
28	63	44	18	22	15	17	28	12	14
	435	307	126	154	105	119	196	84	98
29	28	28	23	27	17	20	37	18	20
30	28	28	23	27	18	20	37	18	20
31	28	28	23	27	18	20	37	18	20
32	28	28	23	27	18	20	37	19	20
33	28	29	23	27	18	20	37	19	20
34	28	29	23	27	18	20	37	19	20
35	28	29	23	27	18	21	37	19	20
	196	199	161	189	125	141	259	130	140
36	23	21	24	26	24	26	25	22	27
37	23	21	24	26	24	26	26	22	27
38	23	21	24	26	24	-26	26	22	28
39	23	22	24	27	24	26	26	22	28
40	23	22	24	27	24	26	26	22	28
41	24	22	25	27	25	27	26	23	28
42	24	22	25	27	25	27	26	23	28
	163	151	170	186	170	184	181	156	194
43	23	21	26	25	26	25	26	25	25

24	62	44	18	22	15	17	28	12	14
25	62	44	18	22	15	17	28	12	14
26	62	44	18	22	15	17	28	12	14
27	62	44	18	22	15	17	28	12	14
28	63	44	18	22	15	17	28	12	14
	435	307	126	154	105	119	196	84	98
29	28	28	23	27	17	20	37	18	20
30	28	28	23	27	18	20	37	18	20
31	28	28	23	27	18	20	37	18	20
32	28	28	23	27	18	20	37	19	20
33	28	29	23	27	18	20	37	19	20
34	28	29	23	27	18	20	37	19	20
35	28	29	23	27	18	21	37	19	20
	196	199	161	189	125	141	259	130	140
36	23	21	24	26	24	26	25	22	27
37	23	21	24	26	24	26	26	22	27
38	23	21	24	26	24	-26	26	22	28
39	23	22	24	27	24	26	26	22	28
40	23	22	24	27	24	26	26	22	28
41	24	22	25	27	25	27	26	23	28
42	24	22	25	27	25	27	26	23	28
	163	151	170	186	170	184	181	156	194
43	23	21	26	25	26	25	26	25	25
44	23	21	26	25	26	25	26	25	25
45	23	22	26	25	26	25	26	25	25
46	23	22	26	25	26	26	26	25	25
47	24	22	26	25	26	26	26	25	25
48	24	22	27	25	26	26	27	25	25
49	24	22	27	26	27	26	27	26	26
	164	152	184	176	183	179	184	176	176
TOTAL ..									

T A B

ARIÉTÉS D

ANS SES DIFF

ES HASARDS DES DI

Religieuses ...	Gens de Lettres .	Les Grands ...	Les Riches ...	Ars Libéraux ...	Agriculteurs ...	Négocians ...	Ars Mécaniques .	Métiers sédentaires.	Gens de peine .	Le Peuple . ...

5	49	20	20	11	11	11	11	28	28	28
5	49	20	20	11	11	11	11	28	28	28
5	50	20	20	12	12	12	12	28	28	28
5	50	20	20	12	12	12	12	28	28	28
6	50	20	20	12	12	12	12	28	29	28
6	50	20	20	12	12	12	12	29	29	29
6	50	20	20	12	12	12	12	29	29	29
38	348	140	140	82	82	82	82	198	198	198
14	34	25	15	16	16	16	16	24	24	24
14	34	25	15	16	16	16	16	24	24	24
14	34	25	15	16	16	16	16	24	24	24
14	34	25	15	16	16	16	16	24	24	24
14	34	25	15	16	16	16	16	24	24	24
14	34	25	15	16	16	16	16	24	24	24
14	34	25	15	16	16	16	16	24	24	24
98	238	175	105	112	112	112	112	168	168	168
20	35	26	24	19	19	19	19	30	30	30
20	36	26	24	19	19	19	19	30	30	30
20	36	26	24	19	19	19	19	30	30	30
20	36	26	24	19	19	19	19	31	31	31
20	36	26	25	20	20	20	20	31	31	31
20	36	26	25	20	20	20	20	31	31	31
20	36	27	25	20	20	20	20	31	31	31
140	251	183	171	136	136	136	136	214	214	214
27	23	27	26	23	23	23	23	27	27	27
27	23	27	26	23	23	23	23	28	28	28
28	23	27	26	23	23	23	23	28	28	28
28	23	28	26	23	23	23	23	28	28	28
28	23	28	26	23	23	23	23	28	28	28
28	23	28	26	23	23	23	23	28	28	28
28	24	28	26	23	23	23	23	28	28	28
194	162	193	182	161	161	161	161	195	195	195
25	26	25	25	24	24	24	24	26	26	26
25	26	25	25	25	25	25	25	26	26	26,

·T	ST	~)	·)	·~	~~		·0			
14	34	25	15	16	16	16	16	24	24	24
14	34	25	15	16	16	16	16	24	24	24
14	34	25	15	16	16	16	16	24	24	24
14	34	25	15	16	16	16	16	24	24	24
14	34	25	15	16	16	16	16	24	24	24
14	34	25	15	16	16	16	16	24	24	24
98	238	175	105	112	112	112	112	168	168	168
20	35	26	24	19	19	19	19	30	30	30
20	36	26	24	19	19	19	19	30	30	30
20	36	26	24	19	19	19	19	30	30	30
20	36	26	24	19	19	19	19	31	31	31
20	36	26	25	20	20	20	20	31	31	31
20	36	26	25	20	20	20	20	31	31	31
20	36	27	25	20	20	20	20	31	31	31
140	251	183	171	136	136	136	136	214	214	214
27	23	27	26	23	23	23	23	27	27	27
27	23	27	26	23	23	23	23	28	28	28
28	23	27	26	23	23	23	23	28	28	28
28	23	28	26	23	23	23	23	28	28	28
28	23	28	26	23	23	23	23	28	28	28
28	23	28	26	23	23	23	23	28	28	28
28	24	28	26	23	23	23	23	28	28	28
194	162	193	182	161	161	161	161	195	195	195
25	26	25	25	24	24	24	24	26	26	26
25	26	25	25	25	25	25	25	26	26	26
25	26	26	26	25	25	25	25	26	26	26
25	26	26	26	25	25	25	25	27	27	27
25	26	26	26	25	25	25	25	27	27	27
25	27	26	26	25	25	25	25	27	27	27
26	27	26	26	25	25	25	25	27	27	27
176	184	180	180	174	174	174	174	186	186	186

BLEAU

DE LA VIE

FÉRENTES ÉP

IFFÉRENS ÉTATS E

Le Peuple.	Les Serviteurs.	TOTAUX.	MORTS,		Garçons	Filles	Mariés	Mariées	Veufs	Veuves	
		30610									
			ANNÉES.	50	21	24	30	31	30	31	
				51	21	24	30	31	30	31	
				52	21	24	30	31	30	31	
				53	21	24	30	31	30	31	
				54	22	24	30	31	30	31	
				55	22	25	30	31	30	31	
				56	22	25	31	31	31	31	
		20373			150	170	211	217	211	217	2
				57	23	23	36	39	36	39	
				58	23	23	36	39	36	39	
				59	23	23	36	40	36	40	
				60	23	23	37	40	37	40	
				61	23	23	37	40	37	40	
				62	23	23	37	40	37	40	
				63	23	24	37	40	37	40	

				ANNÉES							
				50	21	24	30	31	30	31	
				51	21	24	30	31	30	31	
				52	21	24	30	31	30	31	
				53	21	24	30	31	30	31	
				54	22	24	30	31	30	31	
				55	22	25	30	31	30	31	
				56	22	25	31	31	31	31	
		20373			150	170	211	217	211	217	2
				57	23	23	36	39	36	39	
				58	23	23	36	39	36	39	
				59	23	23	36	40	36	40	
				60	23	23	37	40	37	40	
				61	23	23	37	40	37	40	
				62	23	23	37	40	37	40	
				63	23	24	37	40	37	40	
		4069			161	162	256	278	256	278	2
28	28			64	21	23	43	48	43	48	
28	28			65	21	24	44	49	44	49	
28	28			66	21	24	44	49	44	49	
28	28			67	22	24	44	49	44	49	
28	28			68	22	24	44	49	44	49	
29	29			69	22	24	44	49	44	49	
29	29			70	22	24	44	49	44	49	
198	198	2778			151	167	307	342	307	342	3
24	24			71	21	24	45	50	45	50	
24	24			72	21	24	45	50	45	50	
24	24			73	21	24	45	50	45	50	
24	24			74	22	24	46	51	46	51	
24	24			75	22	24	46	51	46	51	
24	24			76	22	24	46	51	46	51	
24	24			77	22	24	46	51	45	51	
168	168	3262			151	168	319	354	319	354	3
30	30			78	21	24	31	36	31	36	
30	30			79	21	24	31	36	31	36	
30	30			80	22	24	31	36	31	36	
31	31			81	22	25	31	36	31	36	
31	31			82	22	25	31	36	31	36	
31	31			83	22	25	31	36	31	36	
31	31			84	22	25	32	37	32	37	
214	214	3545			152	172	218	253	218	253	2
27	27			85					97	158	
28	28			86					98	158	
28	28			87					98	159	

24	24		72	21	24	45	50	45	50	
24	24		73	21	24	45	50	45	50	
24	24		74	22	24	46	51	46	51	
24	24		75	22	24	46	51	46	51	
24	24		76	22	24	46	51	46	51	
24	24		77	22	24	46	51	46	51	
168	168	3262		151	168	319	354	319	354	3
30	30		78	21	24	31	36	31	36	
30	30		79	21	24	31	36	31	36	
30	30		80	22	24	31	36	31	36	
31	31		81	22	25	31	36	31	36	
31	31		82	22	25	31	36	31	36	
31	31		83	22	25	31	36	31	36	
31	31		84	22	25	32	37	32	37	
214	214	3545		152	172	218	253	218	253	2
27	27		85					97	158	
28	28		86					98	158	
28	28·		87					98	159	
28	2k		88					98	159	
28	28		89					98	159	
28	28		90					98	159	
28	28		91					98	159	
195	195	3516						685	1111	
26	26		92					29	50	
26	26		93					29	50	
26	26		94					29	50	
27	27		95					29	50	
27	27		96					29	50	
27	27		97					29	50	
27	27		98					30	50	
186	186	3558						204	350	
			99					10	19	
			100					11	20	
			101					11	20	
			102					11	20	
			103					11	20	
			104					11	20	
			105					11	20	
		71711						76	139	

	Veuves.	Célibataires	Religieux	Religieuses.	Gens de Lettre	Les Grands	Les Riches	Arts Libéraux	Agriculteurs	Négocians	Arts Mécaniques.
o	31	30	28	32	31	30	30	29	29	29	29
o	31	30	28	32	31	30	30	29	29	29	29
o	31	31	29	33	31	30	30	30	30	30	30
o	31	31	29	33	31	30	30	30	30	30	30
o	31	31	29	33	31	31	31	30	30	30	30
o	31	31	29	33	31	31	31	30	30	30	30
t	31	31	29	33	31	31	31	30	30	30	30
t	217	215	201	229	217	213	213	208	208	208	208
6	39	36	35	40	36	36	36	36	36	36	36
6	39	36	35	40	36	36	36	36	36	36	36
6	40	36	35	40	36	36	36	36	36	36	36
7	40	36	35	40	36	36	36	36	36	36	36
7	40	36	35	40	36	36	36	36	36	36	36
7	40	36	35	41	37	36	36	36	36	36	36
7	40	36	36	41	37	36	36	37	37	37	37

31	31	29	33	31	31	31	30	30	30	30
31	31	29	33	31	31	31	30	30	30	30
31	31	29	33	31	31	31	30	30	30	30
217	**215**	**201**	**229**	**217**	**213**	**213**	**208**	**208**	**208**	**208**
39	36	35	40	36	36	36	36	36	36	36
39	36	35	40	36	36	36	36	36	36	36
40	36	35	40	36	36	36	36	36	36	36
40	36	35	40	36	36	36	36	36	36	36
40	36	35	40	36	36	36	36	36	36	36
40	36	35	41	37	36	36	36	36	36	36
40	36	36	41	37	36	36	37	37	37	37
278	**252**	**246**	**282**	**254**	**252**	**252**	**253**	**253**	**253**	**253**
48	42	42	48	42	42	42	43	43	45	43
49	43	43	49	43	43	43	44	44	44	44
49	43	43	49	43	43	43	44	44	44	44
49	43	43	49	43	43	43	44	44	44	44
49	43	43	49	43	43	43	44	44	44	44
49	43	43	49	43	43	43	44	44	44	44
49	43	43	49	43	43	43	44	44	44	44
342	**300**	**300**	**342**	**300**	**300**	**300**	**307**	**307**	**307**	**307**
50	44	44	50	44	44	44	45	45	45	45
50	44	44	50	44	44	44	45	45	45	45
50	44	44	50	44	44	44	45	45	45	45
51	45	45	51	45	45	45	46	46	46	46
51	45	45	51	45	45	45	46	46	46	46
51	45	45	51	45	45	45	46	46	46	46
51	45	45	51	45	45	45	46	46	46	46
354	**312**	**312**	**354**	**312**	**312**	**312**	**319**	**319**	**319**	**319**
36	30	30	36	30	30	30	31	31	31	31
36	30	30	36	30	30	30	31	31	31	31
36	30	30	36	30	30	30	31	31	31	31
36	30	30	36	30	30	30	31	31	31	31
36	30	30	36	30	30	30	31	31	51	31
36	30	30	36	30	30	30	31	31	31	31
37	31	31	37	31	31	31	32	32	32	32
253	**211**	**211**	**253**	**211**	**211**	**211**	**218**	**218**	**218**	**218**
158										
158										
159										
159										
159										
159										
159										

50	44	44	50	44	44	44	45	45	45	45
51	45	45	51	45	45	45	46	46	46	46
51	45	45	51	45	45	45	46	46	46	46
51	45	45	51	45	45	45	46	46	46	46
51	45	45	51	45	45	45	46	46	46	46
354	**312**	**312**	**354**	**312**	**312**	**312**	**319**	**319**	**319**	**319**
36	30	30	36	30	30	30	31	31	31	31
36	30	30	36	30	30	30	31	31	31	31
36	30	30	36	30	30	30	31	31	31	31
36	30	30	36	30	30	30	31	31	31	31
36	30	30	36	30	30	30	31	31	31	31
36	30	30	36	30	30	30	31	31	51	31
37	31	31	37	31	31	31	32	32	32	32
253	**211**	**211**	**253**	**211**	**211**	**211**	**218**	**218**	**218**	**218**
158										
158										
159										
159										
159										
159										
159										
1111										
50										
50										
50										
50										
50										
50										
50										
350										
19										
20										
20										
20										
20										
20										
20										
139										

MAINE,

S,

TIONS.

25

Les Grands	Les Riches	Arts Libéraux	Agriculteurs	Négocians	Arts Mécaniques	Métiers fédentaires	Gens de peine	Le Peuple	Les Serviteurs	TOTAUX
30	30	29	29	29	29	31	31	31	31	
30	30	29	29	29	29	31	31	31	31	
30	30	30	30	30	30	32	32	32	32	
30	30	30	30	30	30	32	32	32	32	
31	31	30	30	30	30	32	32	32	32	
31	31	30	30	30	30	32	32	32	32	
31	31	30	30	30	30	32	32	32	32	
213	213	208	208	208	208	222	222	222	222	4184
36	36	36	36	36	36	38	38	38	38	
36	36	36	36	36	36	38	38	38	38	
36	36	36	36	36	36	38	38	38	38	
36	36	36	36	36	36	38	38	38	38	
36	36	36	36	36	36	38	38	38	38	
36	36	36	36	36	36	38	38	38	38	

30	30	30	30	30	30	32	32	32	32	
30	30	30	30	30	30	32	32	32	32	
31	31	30	30	30	30	32	32	32	32	
31	31	30	30	30	30.	32	32	32	32	
31	31	30	30	30	30	32	32	32	32	
13	213	208	208	208	208	222	222	222	222	4184
36	36	36	36	36	36	38	38	38	38	
36	36	36	36	36	36	38	38	38	38	
36	36	36	36	36	36	38	38	38	38	
36	36	36	36	36	36	38	38	38	38	
36	36	36	36	36	36	38	38	38	38	
36	36	36	36	36	36	38	38	38	38	
36	36	37	37	37	37	39	39	39	39	
52	252	253	253	253	253	267	267	267	267	5009
42	42	43	43	45	43	45	45	45	45	
43	43	44	44	44	44	46	46	46	66	
43	43	44	44	44	44	46	46	46	64	
43	43	44	44	44	44	46	46	46	64	
43	43	44	44	44	44	45	46	46	46	
43	43	44	44	44	44	46	46	46	46	
43	43	44	44	44	44	46	46	46	46	
00	300	307	307	307	307	321	321	321	321	5970
44	44	45	45	45	45	47	47	47	47	
44	44	45	45	45	45	47	47	47	47	
44	44	45	45	45	45	47	47	47	47	
45	45	46	46	46	46	48	48	48	48	
45	45	46	46	46	46	48	48	48	48	
45	45	46	46	46	46	48	48	48	48	
45	45	46	46	46	46	48	48	48	48	
12	312	319	319	319	319	333	333	333	333	6187
30	30	31	31	31	31	33	33	33	33	
30	30	31	31	31	31	33	33	33	33	
30	30	31	31	31	31	33	33	33	33	
30	30	31	31	31	31	33	33	33	33	
30	30	31	31	51	31	33	33	33	33	
30	30	31	31	31	31	33	33	33	33	
31	31	32	32	32	32	34	34	34	34	
1	211	218	218	218	218	232	232	232	232	4374

45	40	40	40	40	40	40	40	40	
45	46	46	46	46	48	48	48	48	
45	46	46	46	46	48	48	48	48	
45	46	46	46	46	48	48	48	48	
312	319	319	319	319	333	333	333	333	6187
30	31	31	31	31	33	33	33	33	
30	31	31	31	31	33	33	33	33	
30	31	31	31	31	33	33	33	33	
30	31	31	31	31	33	33	33	33	
30	31	31	51	31	33	33	33	33	
30	31	31	31	31	33	33	33	33	
31	32	32	32	32	34	34	34	34	
211	218	218	218	218	232	232	232	232	4374
									1796
									554
									215
									28289
									71711
									100000

TABLEAU

TABLEAU

DES VARIÉTÉS

DE LA VIE HUMAINE;

Avec les hafards des caufes deftructives.

LES caufes qui concourent à la deftruction de l'homme font innombrables , & peut-
être auffi variées que multipliées ; mais elles
ont les unes avec les autres plus ou moins
de fimilitude , de convenance , d'analogie
& de rapports , qui les rapprochent de
certains genres qui aident à les faifir , mais
dont on ne peut faire la différence , fans
entrer dans de grands détails.

C'eft pour éviter ces détails , qui ne
doivent pas avoir lieu ici , que nous raffem-
blons toutes ces caufes , fous 24 claffes ,
dans l'ordre qui fuit , en les confidérant fur
24000 individus.

1ere. Débilité. 2e. Vices de conformation. 3e. Vices héréditaires. 4e. Vices
de la nutrition. 5e. Vices de l'éducation.
6e. Vices de l'esprit. 7e. Vices du cœur.
8e. Vices de la conduite. 9e. Vices du
régime. 10e. Intempérance. 11e. Intempérie. 12e. Vains efforts de la nature.
13e. Maladies fébriles. 14e. Maladies
aigües. 15e. Maladies morales. 16e. Maladies convulsives. 17e. Maladies fo-
poreuses. 18e. Maladies oppressives.
19e. Maladies douloureuses. 20e. Maladies colliquatives. 21e. Cachexies.
22e. Abus de confiance. 23e. Abus des
remèdes. 24e. Fausse application des
remèdes.

C'est sous ces dénominations que sont
compris tous les maux, tous les hasards,
tous les accidens, tous les risques, d'où
dépend la destruction de la machine humaine.

En considérant ces causes destructives,
relativement les unes aux autres, on pourroit les réduire à trois ordres; savoir, celles
qui menacent, celles qui annoncent, &
celles qui confirment la destruction.

En effet, la plupart de ces premieres caufes font moins des maux réels, que la fource des maux, comme la débilité, les vices héréditaires, &c. Les fecondes tiennent effentiellement aux différens maux, & les caractérifent, comme les convulfions, les douleurs, &c. ; & les troifiemes ajoutent aux unes & aux autres, tandis qu'elles devroient les diminuer, comme l'abus de confiance, l'abus des remedes, &c.

PREMIERE CLASSE. Sous la *débilité*, nous comprenons tous les effets de la foibleffe, foit générale, foit particuliere, foit naturelle, foit acquife, foit effentielle, foit accidentelle.

Cette caufe a lieu dans toutes les époques de la vie, & fait beaucoup de ravages ; mais elle agit diverfement dans les différens âges, car il périt beaucoup d'individus dans l'enfance, parce que les forces *manquent ;* dans l'âge moyen, parce que les forces *font prodiguées ;* dans la vieilleffe, parce que les forces *font épuifées.*

Sans examiner la proportion de la perte

dépendante de cette caufe, d'un âge à l'autre, nous eftimons que du jour de la naiffance, à un an révolu, elle eft au moins d'un feizieme; d'un autre feizieme dans l'enfance & dans la vieilleffe; d'un trente-deuxieme dans l'ado-lefcence, & autant dans les autres âges.

Il eft effentiel de remarquer que nous ne calculons la perte de chaque claffe, que fur les événemens fenfibles des caufes, aux-quelles nous l'attribuons, & qu'elle ne doit être regardée que comme une approximation.

IIᵉ. CLASSE. Sous les vices de *confor-mation*, nous comprenons tout ce qui, dans la forme & dans la conftruction de l'homme, s'oppofe à la liberté des fonctions vitales & animales.

On compte parmi ces vices, toutes les monftruofités & les difformités effentielles, comme *le bec de lievre*, le défaut où la mauvaife configuration de la langue, qui empêche l'enfant de têter; l'imperforation *de l'anus & de l'uretre*, qui l'empêche de rendre les excrémens & les urines, &c.

Toutes les fois que ces vices font confidérables, ou qu'ils forment un obftacle invincible, l'individu doit néceffairement périr dans peu ; s'ils font moins confidérables, il peut languir, mais il jouit rarement de l'intégrité de la vie.

Ces vices font heureufement rares ; ils le font cependant moins qu'on ne le croit. Nous eftimons qu'il s'en trouve, graves ou légers, au moins un fur mille.

IIIe. CLASSE. Sous les vices *héréditaires*, nous comprenons tout ce qui peut réfulter du germe de tous les maux que le fœtus peut recevoir au moment de la conception, tant du côté du pere que de la mere, ou qu'il peut contracter dans le fein de la mere ; nous y comprenons auffi la difpofition innée que les folides & les fluides peuvent avoir pour certaines maladies qui paffent de génération en génération, comme les *écrouelles,* *la goutte, le cancer, le rachitis, la gibbofité, l'afthme, la pulmonie, les maladies vénériennes,* & d'autres vices qui naiffent des mariages prématurés, trop tardifs ou mal affortis.

Ces caufes influent effentiellement fur la conftitution & s'étendent à toutes les époques de la vie ; mais fi elles font graves, elles font périr les fujets avant la puberté. Ceux qui vont plus loin, font prefque toujours languiflans & accablés d'infirmités.

Ces caufes, autrefois fort rares, font aujourd'hui très-communes, fur-tout dans les grandes villes ; nous eftimons qu'elles y moiffonnent un trente-cinquieme des enfans qui pouffent jufqu'à la puberté ; mais comme elles font mafquées fous les effets de la débilité, & qu'après cet âge elles rentrent dans la claffe des maladies chroniques, ou d'autres maladies, nous ne fuppofons cette perte que d'environ deux fur cent, & qu'elle fe manifefte principalement depuis l'âge de trois ans jufqu'à dix-huit.

IVe. CLASSE. Sous les vices de la *nutrition*, nous comprenons tous les maux qui peuvent arriver à l'enfant lors de l'alaitement, jufqu'au fevrage, tant de fon côté, que de celui de la nourrice, de la nature & des qualités du lait & des autres fubftances nutritives,

nutritives , de leur préparation & de tout ce qui y a rapport.

Cette caufe deftructive, qui eft fort commune , feroit plus rare fi elle tenoit moins aux préjugés : mais chaque pays a fes ufages , & il faut convenir qu'ils peuvent être fondés à beaucoup d'égards. Ils ne deviennent abufifs que parce que chacun les interprète a fa façon , fans confidérer les événemens qui décélent les abus. Nous eftimons que cette caufe enlève , à peu-près , un feizième des enfans , depuis la naiffance jufqu'au fevrage ; & que , par les maladies qui s'en fuivent , jufqu'aux approches de la puberté , cette perte doit entrer , à peu-près , pour un dixieme dans les effets de la débilité.

Vᵉ. CLASSE. Sous les vices de *l'éducation*, nous comprenons tous les maux qui peuvent réfulter , pour le préfent & pour l'avenir , de la maniere dont on éleve les enfans , quant au phyfique & quant au moral.

Nous pouvons appliquer ici la même réflexion qu'à l'article précédent , relativement aux préjugés qui influent peut-être encore plus fur l'éducation que fur la nutrition.

A a

Cette cause fait peut-être d'abord beaucoup moins de victimes, qu'elle n'en prépare pour la suite ; mais elle influe si puissamment sur la constitution, qu'on doit lui attribuer l'état de foiblesse & de dégénérescence où l'espèce humaine est actuellement réduite. La population est aussi forte qu'elle ait jamais été, mais elle n'a pas l'énergie ni la confistance qu'elle pourroit avoir, si l'éducation étoit plus mâle & les mœurs plus féveres.

C'est à cette cause qu'on doit attribuer la plus grande partie de la perte qui se fait, depuis le berceau jusqu'à la puberté. Elle doit, pour cette raison, rentrer aussi dans la classe de la *débilité*. Cependant comme elle a des effets manifestes, nous estimons que cette perte doit être portée au moins à 4 sur 100, & qu'elle fait le plus de ravages de 3 à 18 ans.

VIe. CLASSE. Sous les *vices de l'esprit*, nous comprenons tous les maux qui peuvent naître des affections de l'ame, du sens intime, de la maniere de penser, de voir & de sentir ; en un mot, des passions, des réflexions même qui les fomentent, avant qu'elles ne fe montrent. On ne manque pas d'exemples de perfonnes qui font affectées par les mêmes objets d'une maniere abfolu- ment différente du commun des hommes, & ces affections ont des degrés qui vont de- puis l'émotion jufqu'à la colère, l'emporte- ment & la fureur. Sous quelque forme qu'on en déguife les effets, on peut, fans exagé- rer, fuppofer qu'elles font au moins autant de victimes que les vices du cœur.

VIIe. CLASSE. Sous les *vices du cœur*, nous comprenons tous les maux qui peuvent naître de la fenfibilité, de l'énergie, de la conftitution & de la force du tempérament, c'eft-à-dire, de l'ufage, ou plutôt de l'abus des paffions.

Les vices du cœur font une fuite des vices de l'efprit, & les uns & les autres font fouvent une fuite des vices de l'éducation : on pourroit même dire que l'un exécute ce que l'autre médite ; mais foit que ces vices fe manifeftent ou ne fe manifeftent pas, ils font dans l'économie animale des ravages qu'on ne sauroit apprécier au juste, parce que les médecins en font rarement instruits, s'ils ne les devinent pas. Il n'en est pas moins vrai que les causes morales font périr beaucoup de monde dans la fleur de la jeunesse & dans le déclin de l'âge, là par l'excès du plaisir, ici par l'excès de la peine; mais comme cette perte se fait le plus souvent sous des nuances bien différentes, qui la rapportent à d'autres classes, nous la bornons à 6 sur 1000 de chacune de ces deux classes, qui se réunissent par l'influence qu'elles ont l'une sur l'autre, avec les vices de l'éducation & de la conduite.

VIIIe. CLASSE. Sous les *vices de la conduite*, nous comprenons tous les écarts & tous les excès dans la maniere d'agir, auxquels on s'abandonne au-delà de ses facultés physiques & morales, contre le vœu de la nature, contre les maximes reçues, & contre ses propres habitudes; comme les alternatives dans l'excès du travail & de l'inaction, de la méditation & de la dissipation, du calme & de la violence, de l'enthousiasme & de l'insouciance, &c. Tout excès étant une violence, les excès oppofés doivent avoir le même réfultat par des effets oppofés.

Ces vices tiennent aufli à ceux du cœur & de l'efprit. Comme ils n'en font fouvent que la fomme, & qu'ils font moins cachés, ils doivent produire la même perte, & la rendre plus fenfible; elle doit par conféquent être portée à 6 fur 1000.

IXᵉ. CLASSE. Sous les *vices du régime*, nous comprenons tous les maux qui peuvent naître du défaut & de l'abondance des ali-mens & des boiffons, de leur nature, de leurs qualités ou de leurs défauts naturels ou accidentels; de la maniere dont on les pré-pare, & des circonftances où l'on en fait ufage. Ces maux peuvent être très-multipliés & très-graves par les différens vices que peu-vent contracter les alimens ordinaires, l'eau, les boiffons fermentées; plus encore par ceux que l'artifice & l'avidité leur donnent.

Comme il feroit impoflible d'apprécier la perte que peut produire une caufe qui en comprend tant d'autres, nous nous bornons à celle qui peut réfulter des mauvaifes qualités, des substances nutritives & des boissons, généralement connues & sensibles, comme la corruption des alimens, leur altération manifeste, la crudité, l'impureté & la stagnation des eaux ; les vins tournés, leur excès d'acidité, la rancidité des viandes, la corruption du poisson, l'altération des substances végétales & farineuses, les défauts de la cuisson & de la préparation, &c. Il est certain que cette cause, restreinte à ce point, produit des maux infinis : mais pour ne rien exagérer, nous bornons la perte qui doit en résulter à un dixieme sur le total, dans les deux états opposés de la santé des pauvres & des riches, qui usent le plus souvent dans leur régime de choses altérées à quelque degré, les uns par excès de délicatesse, les autres par excès de besoin. Cette cause s'étend sur tous les âges jusqu'aux enfans à la mamelle, dont un grand nombre périt par les vices du régime, indépendamment des qualités du lait.

X^e. Classe. Sous l'*intempérance*, nous comprenons tous les maux qui peuvent naître des excès dans le boire & dans le manger. On fent que ces maux doivent être, en raifon de la fréquence des excès, de la nature & des qualités des chofes dont on fait excès ; que par conféquent l'intempérance doit faire autant de ravages que les vices du régime, fi elle n'en fait pas plus.

Cette caufe n'a guere lieu que chez les gens fortement conftitués, & dans l'âge de la vigueur. Elle n'agit que fourdement, mais elle influe fenfiblement fur le caractere & fur les accidens des autres maladies. Nous n'avons égard ici qu'aux excès extrêmes de la crapule & de la débauche, & nous en fuppofons la perte à 5 fur 1000.

XIe. CLASSE. Sous *l'intempérie*, nous comprenons tous les maux qui peuvent dépendre des influences de l'air, des météores, de la conftitution du tems, des faifons, des lieux, des climats, des habitations, de l'atmofphere, de la température, &c.

Cette caufe eft une des plus générales. Elle agit par-tout, même dans les lieux les plus fains, par les fréquentes variations dont ils font fufceptibles, au moins quant à la température, dont les irrégularités font, plutôt que les vices & l'altération de l'air, la fource des plus grandes maladies, fouvent même des épidémies.

On peut attribuer à cette caufe, ou à fes fuites, à-peu-près un tiers de la perte qui fe fait parmi les adultes, parce qu'ils font plus fufceptibles de fes impreffions, que les enfans & les vieillards : mais comme cette caufe contribue bien plus à l'action des autres, qu'elle ne produit d'effets fenfibles, nous réduifons la perte qui en réfulte à 1 fur 1000.

XIIᵉ. CLASSE. Sous les *vains efforts* de la nature, nous comprenons les crifes imparfaites. La nature, toujours occupée de notre confervation, lutte fans ceffe contre ce qui lui fait obftacle. C'eft de fes efforts que dépendent les éruptions fpontanées, les hémorragies, les efflorefcences, les dépôts critiques, les diarrhées, les tumeurs fubites & tous les maux qu'on appelle vulgairement, *maux d'aventure*, les panaris, les anthrax, les cloux, &c.

Lorfque les crifes s'accompliffent felon le vœu de la nature, ce font des bénéfices de

la nature même, qui délivrent très-promptement les malades. Lorfqu'aucontraire fes
efforts font impuiffans, elle y fuccombe, fi
l'on ne vient pas à fon fecours, & l'art ne
réuffit pas fouvent dans les maladies aigues,
dont les crifes font imparfaites : dans les
maladies chroniques au contraire, cette caufe
fait rarement des victimes, mais elle en pré-
pare beaucoup. C'eft pourquoi nous en bornons la perte à 1 fur 50 dans celles-ci, &
à 1 fur 5 dans les premieres qui rentrent dans
la claffe des maladies aigues.

XIIIe. CLASSE. Sous Les *maladies fébriles*, nous comprenons toutes les fievres
intermittentes, les fievres accidentelles, lé-
geres & paffageres, fans fymptômes graves,
telles que font celles qui fuivent certains mouvemens inufités, un excès de fatigue, les
excès dans le régime, ou l'ufage de quelque
chofe de contraire, une chûte, une indif-
pofition, le changement de faifon, &c.

Cette caufe feroit auffi peu de victimes que
la précédente en fait dans les maladies chroniques, fi on l'apprécioit mieux, & fi on
s'aheurtoit moins à la vaincre, par le pré-

jugé où l'on eft que toute fievre doit être regardée comme une maladie grave ; auffi eftimons-nous qu'elle ne produit par elle-même qu'une perte de 1 fur 50.

XIVe. CLASSE. Sous les maladies *ai-gues*, nous comprenons toutes les maladies graves, accompagnées de fievre continue, avec des fymptômes violens & finiftres, comme les redoublemens, l'inflammation, la putridité, la malignité, le délire, les convul-fions, les foubrefauts, &c.

Ces maladies font d'autant plus de rava-ges, qu'elles font aujourd'hui très-fréquentes par-tout ; en comprenant dans cette claffe celles de la claffe précédente, qui dégénerent & qui prennent le même caractere par les mauvais traitemens, nous croyons qu'elles forment les trois quarts de celles qui attaquent l'efpece humaine. On prétend que, dans nos provinces méridionales, elles enlevent 1 fur 7 de ceux qu'elles affligent. Il paroît, par nos propres obfervations, que, dans les provinces fepten-trionales, elles font moins meurtrieres. La perte y eft à-peu-près de 1 fur 9 ou 10.

XVe. C L A S S E. Sous les maladies *mo-rales*, nous comprenons tous les accidens & tous les défordres qui peuvent naître des af-fections de l'ame, qui intéreffent effentielle-ment l'efprit, comme la trifteffe, le chagrin, la mélancolie, la manie, la folie, la dé-mence, &c.

Cette claffe de maladies eft plus humiliante que cruelle. Les gens dont l'efprit eft aliéné, bien loin de périr vivent très-long-temps, mais ils font fequeftrés de la fociété; ils font, pour ainfi dire, inacceffibles aux autres ma-ladies, & à moins d'accident, à peine en meurt-il 1 fur 100 d'une mort prématurée. Il n'en eft pas de même de la trifteffe, du chagrin & de la mélancolie; mais ces affec-tions rentrent dans la claffe des paffions.

XVIe. C L A S S E. Sous les maladies *con-vulfives*, nous comprenons tous les maux, tous les accidens & tous les dangers qui peu-vent naître des affections nerveufes, comme l'extrème fenfibilité, le tremblement, les convulfions habituelles & accidentelles, le fpafme, le vertige, les affections hyftériques & hypocondriaques, l'épilepfie, &c.

Cette claſſe de maladies eſt plus affligeante que dangereuſe ; elle rend la vie déſagréable, mais elle fait peu de victimes, excepté dans l'enfance. Dans la ſuite on doit attribuer les événemens fâcheux qui en réſultent, à l'inconduite des malades & aux mauvais traitemens, bien plus qu'à la nature des maladies. La perte qui s'enſuit ſe borne aux grandes villes, à-peu-près à 1 ſur 150 ; mais en la conſidérant en même temps dans l'enfance, nous la portons à-peu-près à un 35ᵉ.

XVIIᵉ. CLASSE. Sous les maladies *ſoporeuſes*, nous comprenons tous les maux, tous les accidens & tous les dangers qui peuvent naître des affections du cerveau, accompagnées d'un ſommeil qui n'eſt pas naturel & qui dépend de l'inertie des parties, du défaut d'eſprits, de mouvement & de liberté dans la circulation, comme *l'aſſoupiſſement*, la *léthargie*, le *coma*, *l'apoplexie*, &c.

Cette claſſe de maladies eſt très-redoutable ; elles enlevent au moins 1 ſur 10 de ceux qu'elles attaquent.

XVIIIᵉ. CLASSE. Sous les maladies *oppreſſives*, nous comprenons tous les maux les accidens & les dangers qui peuvent naître des affections des organes de la respiration, comme les *toux*, les *rhumes*, les *catharres*, la *pleuresie*, la *peripneumonie*, la *vomique*, l'*empyeme*, la *dypsnée*, l'*asthme* extrême, la *pulmonie*, &c.

Cette classe de maladies est encore une des plus redoutables, & ne fait guere moins de victimes que la précédente, sur-tout lorsqu'elles succedent à une autre maladie, ou qu'elles débutent avec de mauvais symptômes.

XIXᵉ. CLASSE. Sous les maladies *douloureuses*, nous comprenons tous les maux, tous les accidens & tous les dangers qui peuvent naître des maladies extérieures & chirurgicales, ou qui sont, pour ainsi dire, particulieres aux membres, comme *luxations*, *fractures*, *blessures*, *goutte*, *rhumatisme*, *œdeme*, &c.

Cette classe de maladies est en général peu dangereuse par elle-même ; elle ne l'est le plus souvent que par les accidens qui y sur-

viennent. Il faut qu'il y en ait d'extraordinaires, pour qu'on perde plus de 1 sur 60.

XXe. CLASSE. Sous les maladies *colliquatives*, nous comprenons tous les maux,
tous les accidens & tous les dangers qui
peuvent naître des pertes immodérées des
humeurs, comme les *sueurs*, les *dyarrhées*,
les *dyssenteries*, les *hémorragies*, les *fleurs
blanches*, les *pollutions*, l'*hæmophtysie*, les
hémorroïdes, les *pertes*, les *vomissemens ha-
bituels*, la *maladie noire*, &c.

La plupart de ces maladies, quoique graves, font rarement meurtrieres, lorsqu'elles
ne font pas négligées, à moins qu'elles ne
soient épidémiques ou mal traitées; hors
ces cas, la perte n'excede pas 1 sur 40.

XXIe. CLASSE. Sous les *cachexies*, nous
comprenons tous les maux, tous les accidens
& tous les risques qui peuvent naître de tous
les vices qui dépendent de l'imperfection,
de l'altération & de la décomposition des
humeurs, comme les vices *cancereux*, *écrouel-
leux*, *scorbutique*, *dartreux*, *ictériques*, &c.

Les maladies de cette claffe font celles qui agiffent le plus lentement, mais qui font le plus de ravages, lorfqu'elles font confirmées. Elles enlevent au moins un fur fept de ceux qui ont le malheur d'en être atteints. Elles conduifent infenfiblement aux épanchemens & à l'hydropifie, qui enlevent plutôt ou plus tard tous les malades dans le déclin de l'âge, & dans tous les cas où le reffort des folides manque. C'eft pourquoi, en derniere analyfe, nous réduifons cette perte à peu-près à un fur fix, & nous croyons qu'elle fait plus de victimes dans le déclin de l'âge, depuis 50 jufqu'à 70 ans. Il eft même rare qu'on aille fi loin, lorfqu'on a été atteint de ces maladies, fi on n'ufe pas des plus grandes précautions.

XXIIᵉ. CLASSE. Sous *l'abus de confiance*, nous comprenons tous les maux, tous les accidens & tous les dangers qui peuvent naître des préjugés, de la charlatanerie, de l'empyrifme & de l'illufion qu'on fe fait à foi-même, ou qu'on fe laiffe faire, pour confier fa fanté à fes propres lumières ou à celles de tout aventurier qui fait flatter l'amour-propre, la vanité ou la foiblesse.

Cette cause qui s'étend à tous les âges, est une des plus meurtrieres; mais comme elle agit sourdement, la plupart des événemens fâcheux qui en dépendent rentrent dans d'autres classes. Nous ne devons rapporter ici que ceux qui sont évidens : pour peu qu'on y fasse attention, nous ne craignons pas qu'on nous taxe d'exagération en les portant à un fur quarante.

XXIIIᵉ. CLASSE. Sous *l'abus des remedes*, nous comprenons tous les maux, tous les accidens & tous les risques qui peuvent naître de l'habitude & du trop grand usage, comme de la négligence, du dédain, du mépris, de l'éloignement, du dégoût, de la répugnance & de la privation absolue des remedes & autres secours de l'art.

Cette cause de destruction, qu'on soupçonne à peine, n'en est pas moins réelle, & fait plus de victimes qu'on ne pense. Cependant nous ne portons cette perte qu'à un fur cinquante;

cinquante, parce que nous ne confidérons que des faits avérés.

XXIVᵉ. Classe. Sous la *fauſſe applica-tion des remedes*, nous comprenons tous les maux, tous les accidens & tous les dangers qui peuvent naître de toutes les erreurs, les méprifes, les falfifications relatives aux médicamens; les mauvais effets des remedes mal préparés, mal appliqués, mal dirigés, foit par ceux qui n'ont qu'une routine, foit par les gens de l'art même, qui, quoiqu'é-clairés, ne font pas à l'abri de faire des fautes, ni d'être induits en erreur par une multitude de circonſtances qui leur en impofent, & fur-tout par la connivence des malades eux-mêmes avec les gardes, les charlatans, & même les fuppôts de l'art, qui fe font un jeu de les tromper.

Cette caufe de deſtruction, qui eſt peut-être celle dont on s'apperçoit le moins, eſt celle que le public exagere le plus, parce qu'on eſt dans l'habitude d'accufer le remede *connu*, comme de louer le remede *inconnu;* mais en calculant les effets manifeſtes des uns & des autres, nous eſtimons que cette perte peut aller à 1 ſur 60, & nous ſerions très-diſpoſés à y ajouter encore, ſi l'on vouloit y comprendre l'abus des remedes les plus vantés dans le public, qui, pour avoir fait une ſeule fois du bien, font dix fois au moins manifeſtement du mal, lorſqu'on les emploie ſans en connoître la conſéquence.

Il réſulte de ce tableau, & de tout ce que j'ai expoſé dans cet ouvrage, que puiſque la conſtitution de l'homme eſt ſi fragile & ſi délicate, il doit être ſobre & modéré en tout & par-tout, & réunir tous ſes efforts pour acquérir une bonne conſtitution ; en un mot, pour prévenir ou affoiblir les cauſes ſi multipliées de deſtruction, afin de ne pas être obligé d'employer des moyens ſouvent haſardés, plus ſouvent encore douteux & infideles dans leurs effets.

Fin de la ſeconde Partie.

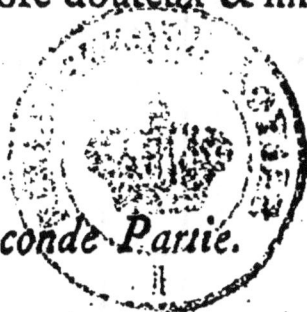

TA

DES VARIÉTÉS

AVEC LES HASARDS

CONSIDÉRÉE

ANNÉES	1 Débilité	2 Vices de conformation	3 Vices héréditaires	4 Vices de nutrition	5 Vices de l'éducation	6 Vices de l'esprit	7 Vices du cœur	8 Vices de conduite	9 Vices du régime	10 Intempérance
1	1500	5		225					200	
2	500	4		100					150	
3	200	3		50					100	
4	155	2	10	30					50	
5	128	2	15	10	10				40	
6	100	2	15	10	15				30	
7	50	1	20	10	15				20	
8	50	1	25	5	20				10	
9	40	1	10	5	25				10	
10	40	1	10	5	25				10	
11	30	1	7	5	25				10	
12	30		6		25				10	
13	20		6		25				10	
14	10		6		25				10	
15	40		8		15	1	1	1	15	
16	20		2		15	1	1	1	15	
17	30		2		12	1	1	1	15	

10	11	12	13	14	15	16	17	18	19	20	2
Intempérance	Intempérie	Vains efforts de la nature	Maladies fébriles	Maladies aiguës	Maladies morales	Maladies convulsives	Maladies soporeuses	Maladies oppressives	Maladies douloureuses	Maladies colliquatives	& cachexies
		5	5	3		30	2	15	1	5	5
		5	5	3		30	2	15	1	5	5
		5	5	3		30	2	15	1	5	5
		5	5	3		30	2	15	1	5	5
		5	5	3		30	2	15	1	5	5
		5	5	3		30	2	15	1	5	5
	2	5	5	3		30	2	15	1	5	5
		3	10	5		15	1	25	1	10	4
		3	10	5		15	1	25	1	10	4
		3	10	5		15	1	25	1	10	4
		3	10	5		15	1	25	1	10	4
		3	10	5		15	1	25	1	10	4
		3	10	5		15	1	25	1	10	4
	2	3	10	5		15	1	25	1	10	4
		2	25	40		5	3	60	2	15	4
		2	25	40		5	3	60	2	15	4
		2	25	40		5	3	60	2	15	4

EAU

VIE HUMAINE,

SES DESTRUCTIVES,

ooo INDIVIDUS.

15	16	17	18	19	20	21	22	23	24	
Maladies morales	Maladies convulsives	Maladies soporeuses	Maladies oppressives	Maladies douloureuses	Maladies colliquatives	Maladies chroniques & cachexies	Abus de confiance	Abus des remèdes	Fausse application des remèdes	
										14000
	30	2	15	1	5	50		5	4	
	30	2	15	1	5	50		5	4	
	30	2	15	1	5	50		5	4	4660
	30	2	15	1	5	50		5	4	
	30	2	15	1	5	50		5	4	
	30	2	15	1	5	50		5	4	
	30	2	15	1	5	50		5	5	
	15	1	25	1	10	45		6	5	
	15	1	25	1	10	45		6	5	
	15	1	25	1	10	45		6	5	
	15	1	25	1	10	55		6	5	144
	15	1	25	1	10	45		6	5	
	15	1	25	1	10	45		6	5	
	15	1	25	1	10	45		6	5	
	5	3	60	2	15	40	5	7	6	
	5	3	60	2	15	40	5	7	6	1841
	5	3	60	2	15			7	6	

11	30	'	7	' ,	25				10	
12	30		6		25				10	
13	20		6		25				10	
14	10		6		25				10	
15	40		8		15	1	1	1	15	.
16	40		2		15	1	1	1	15	
17	30		2		12	1	1	1	15	
18	30		2			1	1	1	15	
19	20		2			1	1	1	15	
20	10		2			1	1	1	15	
21	10		2			1	1	1	15	
22	10					3	3	3	20	1
23	10					3	3	3	20	1
24	10					3	3	3	20	1
25	10					3	3	3	20	1
26	10					3	3	3	20	1
27	10					3	3	3	20	1
28	10					3	3	3	20	1
29	10					3	3	3	30	2
30	10					3	3	3	30	2
31	10					3	3	3	30	2
32	10					3	3	3	30	2
33	10					3	3	3	30	2
34	10					3	3	3	30	2
35	10					3	3	3	30	2
36	5					4	4	4	40	3
37	5					4	4	4	40	3
38	5					4	4	4	40	3
39	5					4	4	4	40	3
40	5					4	4	4	40	3
41	5					4	4	4	40	3
42	5					.	4	4	40	3
43	5					3	3	3	50	4
44	5					3	3	3	50	4
45	5					3	3	3	50	4
46	5					3	3	3	50	4
47	5					3	3	3	50	4
48	5					3	3	3	50	4
49	5					3	3	3	50	4
50	5					3	3	3	60	5
51	5					3	3	3	60	5
52	5					3	3	3	60	5
53	5					3	3	3	60	5
54	5					3	3	3	60	5
55	5					3	3	3	60	5
56	7					3	3	3	60	5
57	10					2	2	2	30	1
58	10					2	2	2	30	1
59	10					2	2	2	30	1
60	10					2	2	2	30	1
61	10					2	2	2	30	1
62	10					2	2	2	30	1
63	10					2	2	2	30	1
64	15					1	1	1	15	1
65						1	1	1	15	

			3	10	5		15	1	25	1	10
		3	10	5		15	1	25	1	10
		3	10	5		15	1	25	1	10
	2	3	10	5		15	1	25	1	10
		2	25	40		5	3	60	2	15
		2	25	40		5	3	60	2	15
		2	25	40		5	3	60	2	15
		2	25	40		5	3	60	2	15
		2	25	40		5	3	60	2	15
		2	25	40		5	3	60	2	15
	3	2	25	40		5	3	60	2	15
1		1	10	50	10	3	4	50	3	20
1		1	10	50	10	3	4	50	3	20
1		1	20	50	10	3	4	50	3	20
1		1	10	50	10	3	4	50	3	20
1		1	20	50	10	3	4	50	3	20
1		1	20	50	10	3	4	50	3	20
1	3	1	20	50	10	3	4	50	3	10
2		1	15	45	15	2	5	40	10	15
2		1	15	45	15	2	5	40	10	15
2		1	15	45	15	2	5	40	10	13
2		1	15	45	15	2	5	40	10	15
2		1	15	45	15	2	5	40	10	15
2		1	15	45	15	2	5	40	10	15
2	3	1	15	45	15	2	5	40	10	15
3		1	5	40	10	1	6	25	15	10
3		1	5	40	10	1	6	25	15	10
3		1	5	40	10	1	6	25	15	10
3		1	5	40	10	1	6	25	15	10
3		1	5	40	10	1	6	25	15	10
3		1	5	40	10	1	6	25	15	10
3	3	1	5	40	10	1	6	25	15	10
4		2	3	35	5	10	10	35	10	5
4		2	3	35	5	10	10	35	10	5
4		2	3	35	5	10	10	35	10	5
4		2	3	35	5	10	10	35	10	5
4		2	3	35	5	10	10	35	10	5
4		2	3	35	5	10	10	35	10	5
4	3	2	3	35	5	10	10	55	10	5
5		3	2	30	3	5	40	45	5	3
5		3	2	30	3	5	40	45	5	3
5		3	2	30	3	5	40	45	5	3
5		3	2	30	3	5	40	45	5	3
5		3	2	30	3	5	40	45	5	3
5		3	2	30	3	5	40	45	5	3
5	2	3	2	30	3	5	40	45	5	3
1		5	1	20	2	3	45	40	3	2
1		5	1	20	2	3	45	40	3	2
1		5	1	20	2	3	45	40	3	2
1		5	1	20	2	3	45	40	3	2
1		5	1	20	2	3	45	40	3	2
1		5		20	2	3	45	40	3	2
1	2	5		20	2	3	45	40	3	2
1		10		15	1	2	50	15	3	1

	15	1	25	1	10	45		6	5	} 14
	15	1	25	1	10	55		6	5	
	15	1	25	1	10	45		6	5	
	15	1	25	1	10	45		6	5	
	15	1	25	1	10	45		6	5	
	5	3	60	2	15	40	5	7	6	} 1841
	5	3	60	2	15	40	5	7	6	
	5	3	60	2	15	40	5	7	6	
	5	3	60	2	15	40	5	7	6	
	5	3	60	2	15	40	.5	7	6	
	5	3	60	2	15	40	5	7	6	
	5	3	60	2	15	40	5	7	6	
10	3	4	50	3	20	55	10	18	17	} 2110
10	3	4	50	3	20	55	10	18	17	
10	3	4	50	3	20	55	10	18	17	
10	3	4	50	3	20	55	10	18	17	
10	3	4	50	3	20	55	10	18	17	
10	3	4	50	3	20	55	10	18	17	
10	3	4	50	3	20	55	10	18	17	
15	2	5	40	10	15	35	15	11	10	} 1893
15	2	5	40	10	15	35	15	11	10	
15	2	5	40	10	13	35	15	11	10	
15	2	5	40	10	15	35	15	11	10	
15	2	5	40	10	15	35	15	11	10	
15	2	5	40	10	15	35	15	11	10	
15	2	5	40	10	15	35	15	11	10	
10	1	6	25	15	10	25	6	6	5	} 1508
10	1	6	25	15	10	25	6	6	5	
10	1	6	25	15	10	25	6	6	5	
10	1	6	25	15	10	25	6	6	5	
10	1	6	25	15	10	25	6	6	5	
10	1	6	25	15	10	25	6	6	5	
10	1	6	25	15	10	25	6	6	5	
5	10	10	35	10	5	20	5	5	4	} 1522
5	10	10	35	10	5	20	5	5	4	
5	10	10	35	10	5	20	5	5	4	
5	10	10	35	10	5	20	5	5	4	
5	10	10	35	10	5	20	5	5	4	
5	10	10	35	10	5	20	5	5	4	
5	10	10	35	10	5	20	5	5	4	
3	5	40	45	5	3	15	5	4	3	} 1698
3	5	40	45	5	3	15	5	4	3	
3	5	40	45	5	3	15	5	4	3	
3	5	40	45	5	3	15	5	4	3	
3	5	40	45	5	3	15	5	4	3	
3	5	40	45	5	3	15	5	4	3	
3	5	40	45	5	3	15	5	4	3	
2	3	45	40	3	2	60	6	3	2	} 1663
2	3	45	40	3	2	60	6	3	2	
2	3	45	40	3	2	60	6	3	2	
2	3	45	40	3	2	60	6	3	2	
2	3	45	40	3	2	60	6	3	2	
2	3	45	40	3	2	60	6	3	2	
2	3	45	40	3	2	60	6	3	2	
						75	10		1	

54	5					3	3	3	60	5
55	5					3	3	3	60	5
56	7					3	3	3	60	5
57	10					2	2	2	30	1
58	10					2	2	2	30	1
59	10					2	2	2	30	1
60	10					2	2	2	30	1
61	10					2	2	2	30	1
62	10					2	2	2	30	1
63	10					2	2	2	30	1
64	15					1	1	1	15	1
65	16					1	1	1	15	1
66	22					1	1	1	15	1
67	23					1	1	1	15	1
68	24								15	1
69	25								15	1
70	26								15	1
71	17								5	1
72	18								5	
73	19								5	
74	30								5	
75	31								5	
76	32								5	
77	33								5	
78	34								1	
79	35								1	
80	36								1	
81	37								1	
82	38								1	
83	39									
84	40									
85	41									
86	42									
87	43									
88	44									
89	45									
90	46									
91	47									
92	49									
93	50									
94	60									
95	70									
96	80									
97	90									
98	100									
99	4787	24	150	450	222	137	137	137	1510	110
100										
101										
102										
103										
104										
105										

	,	.	3	2	30	3	5	40	45	5	3
	5		3	2	30	3	5	40	45	5	3
	5		3	2	30	3	5	40	45	5	3
	5	2	5	2	30	3	5	45	45	5	3
	1	.	5	1	20	2	3	45	40	3	2
	1		5	1	20	2	3	45	40	3	2
	1		5	1	2	2	3	45	40	3	2
	1		5	1	20	2	3	45	40	3	2
	1		5	1	20	2	3	45	40	3	2
	1		5		20	2	3	45	40	3	2
	1	2	5		20	2	3	45	40	3	2
	1		10		15	1	2	50	15	3	1
	1		10		15	1	2	50	15	3	1
	1		10		15	1	2	50	15	3	1
	1		10		15	1	2	50	15	3	1
	1		10		15	1	2	50	15	3	1
	1		10		15	1	2	50	15	3	
	1	1	10		15	1	2	50	15	3	
	1		15		4	1	1	60	10	1	
			15		4	1	1	60	10	1	
			15		4	1	1	60	10	1	
			15		4	1	1	60	10	1	
			15		4	1	1	60	10	1	
			15		4	1	1	60	10	1	
			15		4	1	1	60	10	1	
			20		1	1	1	30	5	1	
			20		1	1	1	30	5	1	
			20		1	1	1	30	5	1	
			20		1	1	1	30	5	1	
			20		1	1	1	30	5	1	
			20		1	1	1	30	5	1	
			20		1	1	1	30	5	1	
			1			1		25	2	1	
			1			1		25	2	1	
			1			1		25	2	1	
			1			1		25	1	1	•
								25	1	1	
								25	1		
								25	1		
								2			
								2			
								2			
								1			
								1			
								1			
								1			
	110	14	480	600	1015	340	545	1978	1565	386	600	41

3	5	40	45	5	3	15	5	4	3	
3	5	40	45	5	3	15	5	4	3	
3	5	40	45	5	3	15	5	4	3	
2	3	45	40	3	2	60	6	3	2	
2	3	45	40	3	2	60	6	3	2	
2	3	45	40	3	2	60	6	3	2	
2	3	45	40	3	2	60	6	3	2	1663
2	3	45	40	3	2	60	6	3	2	
2	3	45	40	3	2	60	6	3	2	
2	3	45	40	3	2	60	6	3	2	
1	2	50	15	3	1	75	10	2	1	
1	2	50	15	3	1	75	10	2	1	
1	2	50	15	3	1	75	10	2	1	
1	2	50	15	3	1	75	10	2	1	1569
1	2	50	15	3	1	75	10	2	1	
1	2	50	15	3		75	10	2	1	
1	2	50	15	3		75	10	2	1	
1	1	60	10	1		90	15	1	1	
1	1	60	10	1		90	15	1		
1	1	60	10	1		90	15	1		
1	1	60	10	1		90	15			1629
1	1	60	10	1		90	15			
1	1	60	10	1		90	15			
1	1	60	10	1		90	15			
1	1	30	5	1		95	8			
1	1	30	5	1		95	8			
1	1	30	5	1		95	8			
1	1	30	5	1		95	8			1396
1	1	30	5	1		95	8			
1	1	30	5	1		95	8			
1		30	5	1		95	8			
1		25	2	1		6	1			
1		25	2			6	1			
1		25	2			6	1			
1		25	1			6	1			549
		25	1			6	1			
		25	1			6				
		25	1			6				
		2				1				
		2				1				
		2				1				
		1				1				514
		1								
		1								
		1								
40	545	1978	2565	386	600	4281	600	472	400	14000.

TABLE
DES MATIERES

Contenues dans ce Volume.

———————

Bb ij

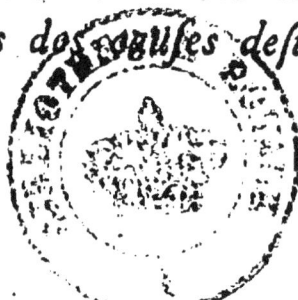

Fin de la Table de la feconde Partie.

ERRATA de la premiere Partie.

PAGE 20, ligne 6, leur degré d'extenfion, *lifez*, leur degré de tenfion.

Page 42, ligne 17, font néceffités de vivre, *lifez*, à vivre.

Page 48, ligne 19, qui font voir, que, *lifez*, qui font voir que.

Page 273, derniere ligne, es, *lifez* les.

ERRATA de la feconde Partie.

PAGE 4, ligne 12, mais, *lifez*, jamais.

Page 58, ligne 2, de donner, *lifez*, à donner.

Page 111, derniere ligne, il ny en, *lifez*, il n'y en.

Page 198, ligne 2, cachetiques, *lifez*, cacheaiques.

Page 271, les extrêmes fe touchent à cette époque, *lifez*, les extrêmes fe touchent. A cette époque on rentre.

Planche IIe., ligne 3, ftature, *lifez*, ftructure.

Planche IIIe., au bas de la colonne de Londres, 829, *lifez*, 286.

AVIS AU RELIEUR.

La quatrieme Planche doit être à la page 354.

APPROBATION.

J'AI lu par ordre de Monseigneur le Garde des Sceaux, un Ouvrage intitulé : *Tableau des Variétés de la Vie Humaine*, par *M. DAIGNAN*, *Médecin ordidaire du Roi.* L'Auteur modeste de cet estimable Ouvrage peut se flatter d'avoir bien mérité de l'humanité. Il n'est point sur-tout de pere, de mere, ni d'instituteurs, qui ne doivent lui savoir gré des lumieres qu'il leur fournit relativement à l'éducation morale & physique des enfans, & des moyens qu'il leur indique pour détourner à propos les dangers dont ils sont menacés. Je n'y ai rien trouvé qui ne soit digne de l'impression. A Paris, ce 27 Octobre 1786.

MISSA.

PRIVILÉGE DU ROI.

LOUIS, par la grace de Dieu, Roi de France & de Navarre : A nos amés & féaux conseillers, les gens tenans nos cours de parlement, maîtres des requêtes ordinaires de notre hôtel, grand conseil, prévôt de Paris, baillifs, sénéchaux, leurs lieutenans-civils, & autres nos justiciers qu'il appartiendra : SALUT. Notre amé le sieur DAIGNAN, notre Médecin ordinaire, Nous a fait exposer qu'il desireroit faire imprimer & donner au public *Le Tableau des variétés de la vie humaine, avec les avantages & les désavantages de chaque constitution, & des avis très-importans aux peres & aux meres sur la santé de leurs enfans de l'un & de l'autre sexe*, &c. s'il Nous plaisoit lui accorder nos lettres de privilége pour ce néceffaires. A CES CAUSES, voulant favorablement traiter l'expofant, Nous lui avons permis & permettons, par ces préfentes, de faire imprimer ledit ouvrage autant de fois que bon lui femblera, & de le vendre, faire vendre & débiter par tout notre royaume; Voulons qu'il jouiffe de l'effet du préfent privilége, pour lui & fes hoirs à perpétuité, pourvu qu'il ne le rétrocede à perfonne; & fi cependant il jugeoit à propos d'en faire une ceffion, l'acte qui la contiendra fera enregiftré en la chambre fyndicale de Paris, à peine de nullité, tant du privilége que de la ceffion; & alors, par le fait feul de la ceffion enregiftrée, la durée du préfent privilége fera réduite à celle de la vie de l'expofant, ou à celle de dix années, à compter de ce jour, fi l'expofant decedé avant l'expiration defdites dix années; le tout conformément aux articles IV & V de l'arrêt du confeil du 30 août 1777, portant réglement fur la durée des privilége en librairie. Faifons défenfes à tous imprimeurs, libraires & autres perfonnes de quelque qualité & condition qu'elles foient, d'en introduire d'impreffion étrangere dans aucun lieu de notre obéiffance; comme auffi d'imprimer ou faire imprimer, vendre, faire vendre, débiter ni contrefaire ledit ouvrage, fous quelque prétexte que ce puiffe être fans la permiffion expreffe & par écrit dudit expofant, ou de celui qui le repréfentera, à peine de faifie & de confifcation des exemplaires contrefaits, de fix mille liv. d'amende, qui ne pourra être modérée pour la premiere fois, de pareille amende & de déchéance d'état en cas de récidive, & de tous dépens, dommages & intérêts, conformément à l'arrêt du confeil du 30 août 1777, concernant les contrefaçons; à la charge que ces préfentes feront enregiftreés tout au long fur le regiftre de la communauté des libraires & imprimeurs de Paris, dans trois mois de la date d'icelles; que l'impreffion dudit ouvrage fera faite dans notre royaume, & non ailleurs, en bon papier & beaux

386

caracteres, conformément aux réglemens de la librairie, à peine de déchéance du préfent privilége; qu'avant de l'expofer en vente, le manufcrit qui aura fervi de copie à l'impreffion dudit ouvrage fera remis dans le même état où l'approbation y aura été donnée, ès mains de notre très-cher & féal chevalier, garde des fceaux de France, le fieur HUE DE MIROMESNIL, commandeur de nos ordres; qu'il en fera enfuite remis deux exemplaires dans notre bibliotheque publique, un dans celle de notre château du Louvre, & un dans celle de notre très-cher & féal chevalier chancelier de France, le fieur DE MAUPEOU, & un dans celle du fieur HUE DE MIROMESNIL: le tout à peine de nullité des préfentes : du contenu defquelles vous mandons & enjoignons de faire jouir ledit expofant ou fes hoirs, pleinement & paifiblement, fans fouffrir qu'il leur foit fait aucun trouble ou empêchement. Voulons que la copie des Préfentes, qui fera imprimée tout au long, au commencement ou à la fin dudit ouvrage, foit tenue pour dûment fignifiée, & qu'aux copies collationnées par l'un de nos amés& féaux confeillers & fecrétaires, foi foit ajoutée comme à l'original. Commandons au premier notre huiffier ou fergent fur ce requis, de faire pour l'exécution d'icelles, tous actes requis & néceffaires, fans demander autre permiffion, & nonobftant clameur de Haro, Charte Normande, & lettres à ce contraires. Car tel eft notre plaifir. Donné à Paris, le fixieme jour du mois de Décembre, l'an de grace mil fept cent quatre-vingt-fix, & de notre regne le treiziéme. Par le Roi, en fon confeil.

Signé, LE BEGUE.

Regiftré fur le Regiftre XXIII de la Chambre Royale & Syndicale des Libraires & Imprimeurs de Paris, n°. 720, folio 123 ; conformément aux difpofitions énoncées dans le préfent Privilége, & à la charge de remettre à ladite Chambre les neuf exemplaires prefcrits par l'Arrêt du Confeil du 16 Avril 1785. A Paris, le 22 Décembre 1786.

KNAPEN, *Syndic.*